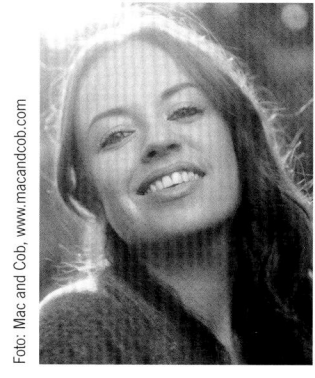

Foto: Mac and Cob, www.macandcob.com

Ruby Roth ist Künstlerin, Schriftstellerin und Tierrechtsaktivistin und wohnt und arbeitet in Los Angeles, Kalifornien. Seit 2003 lebt sie vegan und hat das Interesse von Kindern am Veganismus zum ersten Mal während ihrer Arbeit als Kunstlehrerin an einer Grundschule bemerkt. Neben ihrem Abschluss in Kunst und Amerikanistik befasst sie sich nun seit fast zehn Jahren mit den Themen Nutztierhaltung, Gesundheit, Ernährung und dabei den Vorzügen einer pflanzlichen Ernährung. Ihr erstes Buch *That´s Why We Don´t Eat Animals* wurde im Jahr 2009 veröffentlicht, die deutsche Ausgabe *Warum wir keine Tiere essen* 2010.

Die Originalausgabe erschien 2012 unter dem Titel
Vegan Is Love: Having Heart and Taking Action
Written and illustrated by Ruby Roth
bei North Atlantic Books, Berkley, Kalifornien
Titel- und Buchgestaltung: Ruby Roth
© *2012 by Ruby Roth*

Aus dem amerikanischen Englisch von Nadja Kutscher

Bibliografische Information der Deutschen Nationalbibliothek:
Die Deutsche Nationalbibliothek verzeichnet diese Publikation
in der Deutschen Nationalbibliografie; detaillierte bibliografische
Daten sind im Internet über http://dnb.d-nb.de abrufbar.

2. Auflage 2021
© 2012 by Echo Verlag, Göttingen
Alle deutschen Rechte vorbehalten
Herstellung: Die Werkstatt GmbH, Göttingen
Druck und Bindung: Grafisches Centrum Cuno, Calbe

ISBN 978-3-926914-56-9

Vegan aus Liebe

Fass dir ein Herz und werde aktiv!

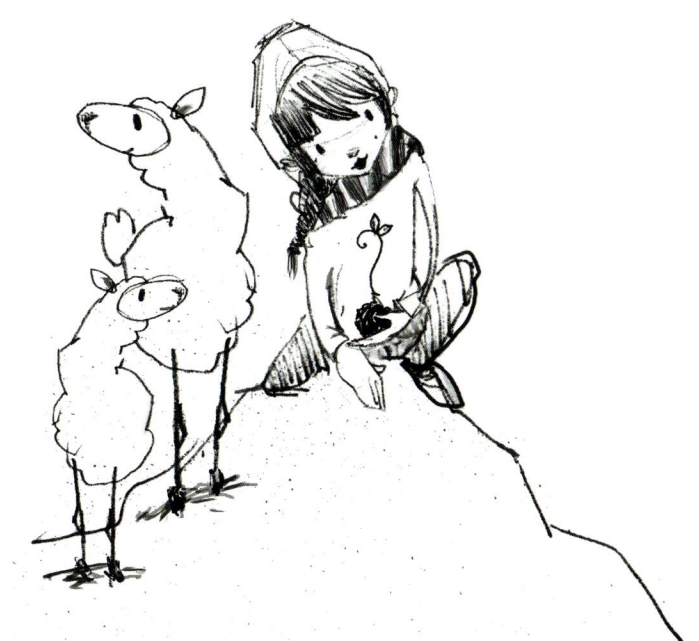

Geschrieben und illustriert
von Ruby Roth

ECHO VERLAG

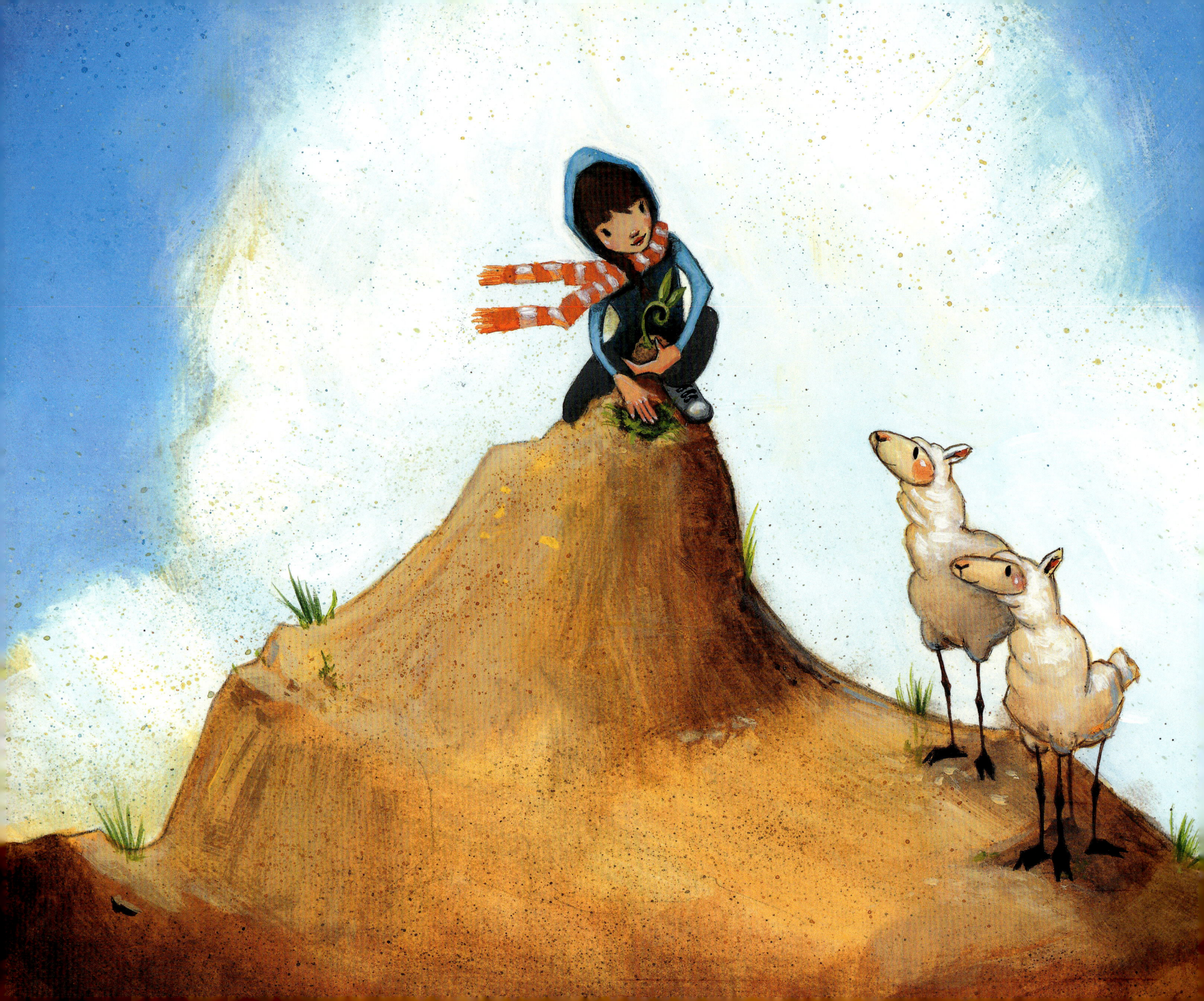

Ist es nicht toll, dass genau in diesem Moment jeder Mensch, egal ob groß oder klein, die Chance hat, die Welt ein bisschen besser zu machen? Wir müssen nicht warten, bis wir älter sind, sich Gesetze ändern oder es eine neue Regierung gibt – wir können sofort damit anfangen.

Wir können uns selbst dafür entscheiden, keine Tiere zu essen, uns nicht mit ihren Häuten zu bekleiden oder sie zu unserem Spaß zu nutzen. Wenn wir vegan leben, tun wir das Beste für unsere eigene Gesundheit, die Tiere und die Umwelt ... und das ist Liebe.

Viele Menschen wissen, dass Tiere auf der ganzen Welt schlecht behandelt werden, und trotzdem tun sie nichts dagegen. Vegan zu leben bedeutet, sich darüber klarzuwerden, wie unser Verhalten Tieren hilft oder ihnen schadet, wie wir Frieden oder Leid in der Welt verursachen.

Unsere Entscheidungen können viel bewirken.

Wir leben vegan – aus Liebe.

Das Leben lieben

Kleidung

Wir mögen gerne Kleidung mit Streifen- und Fleckenmustern, die uns wie Tiere aussehen lassen. Felle, Federn und Häute sind auch wunderschön – aber nur an den Tieren, denen sie gehören. Wir können uns heutzutage mit natürlichen und synthetischen Materialien kleiden anstatt mit Teilen von Tieren.

Es gibt keine tierfreundliche Möglichkeit, die Häute von Tieren zu nutzen. Ihre Körper gehören ihnen, genau wie unsere Körper uns gehören.

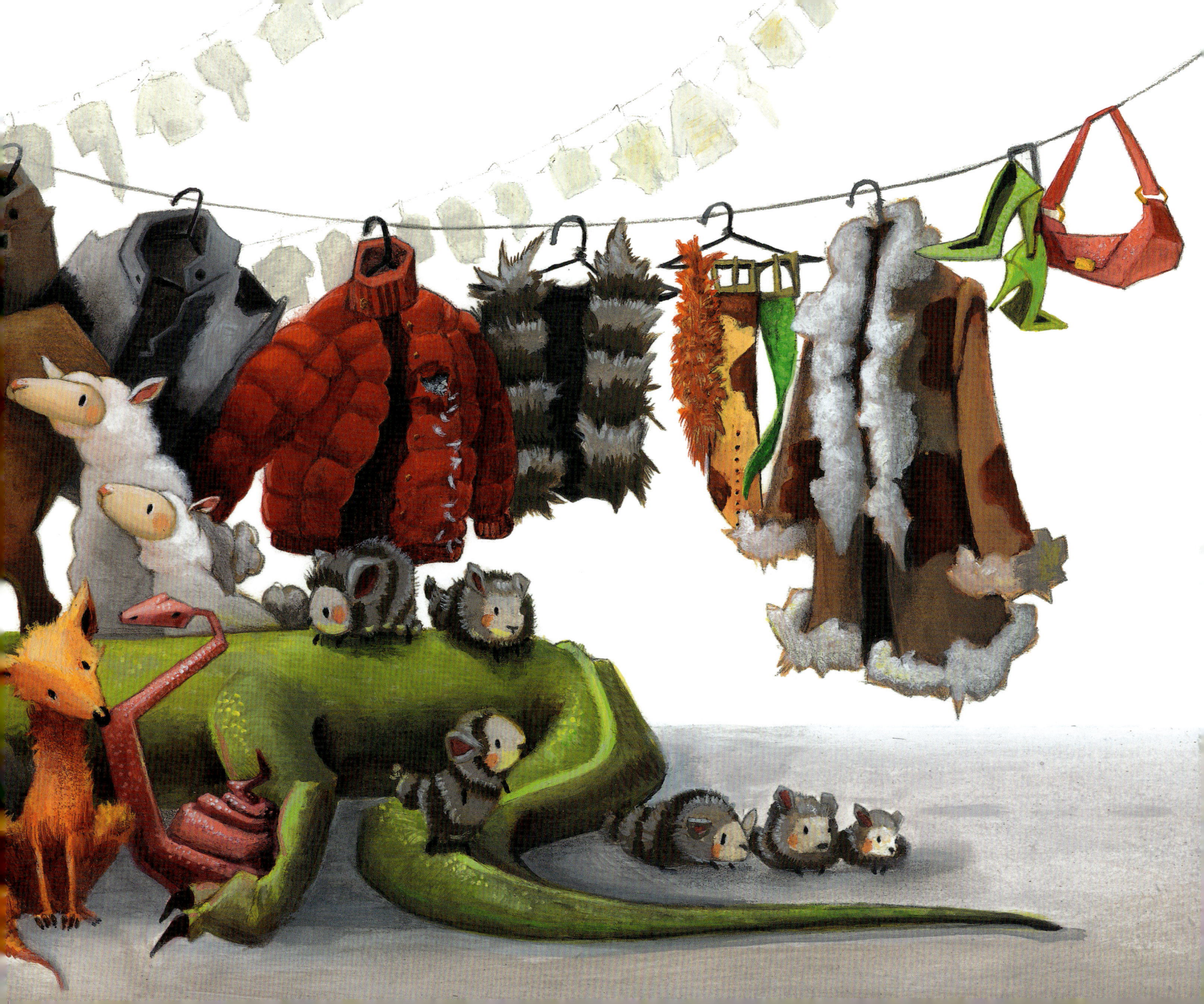

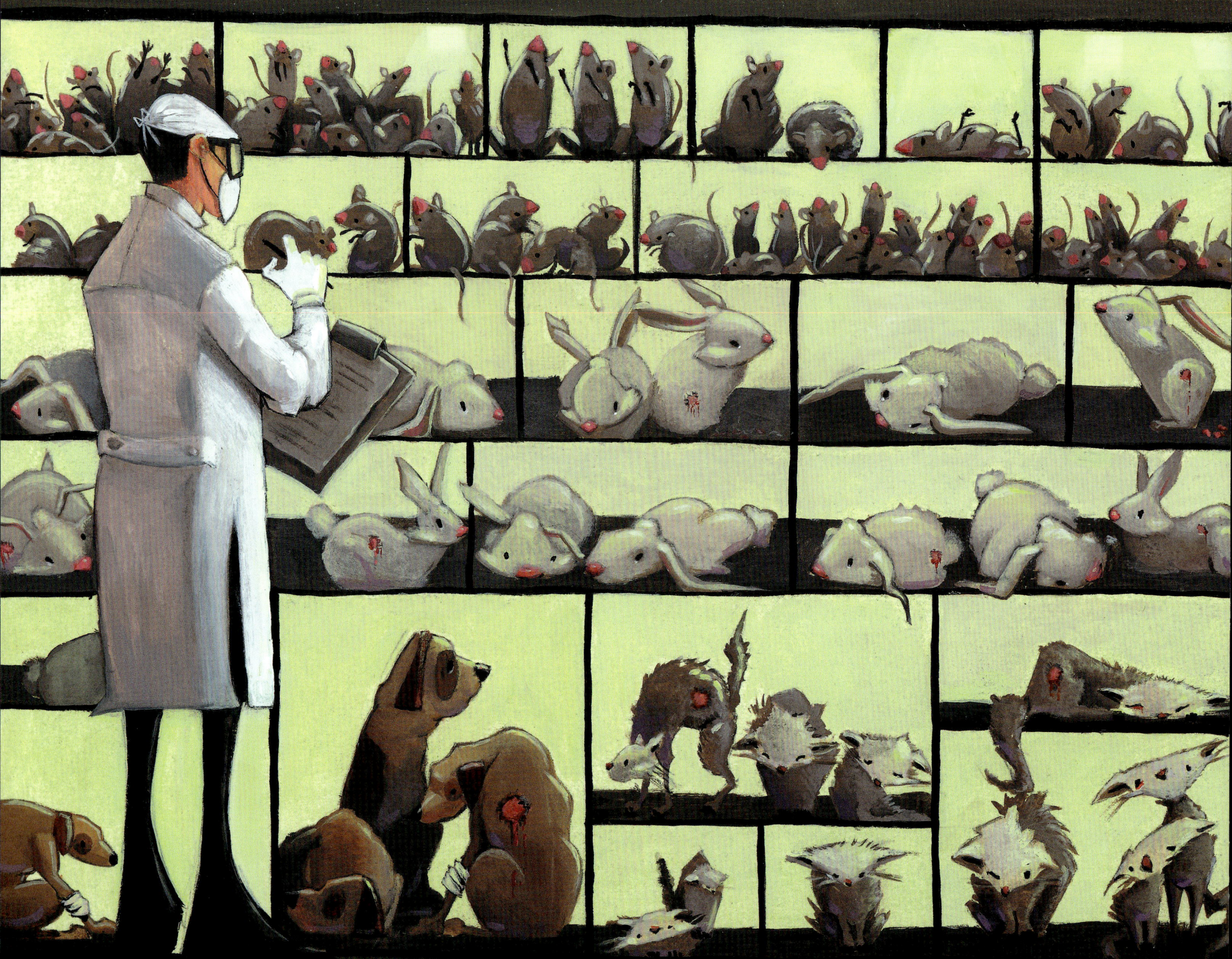

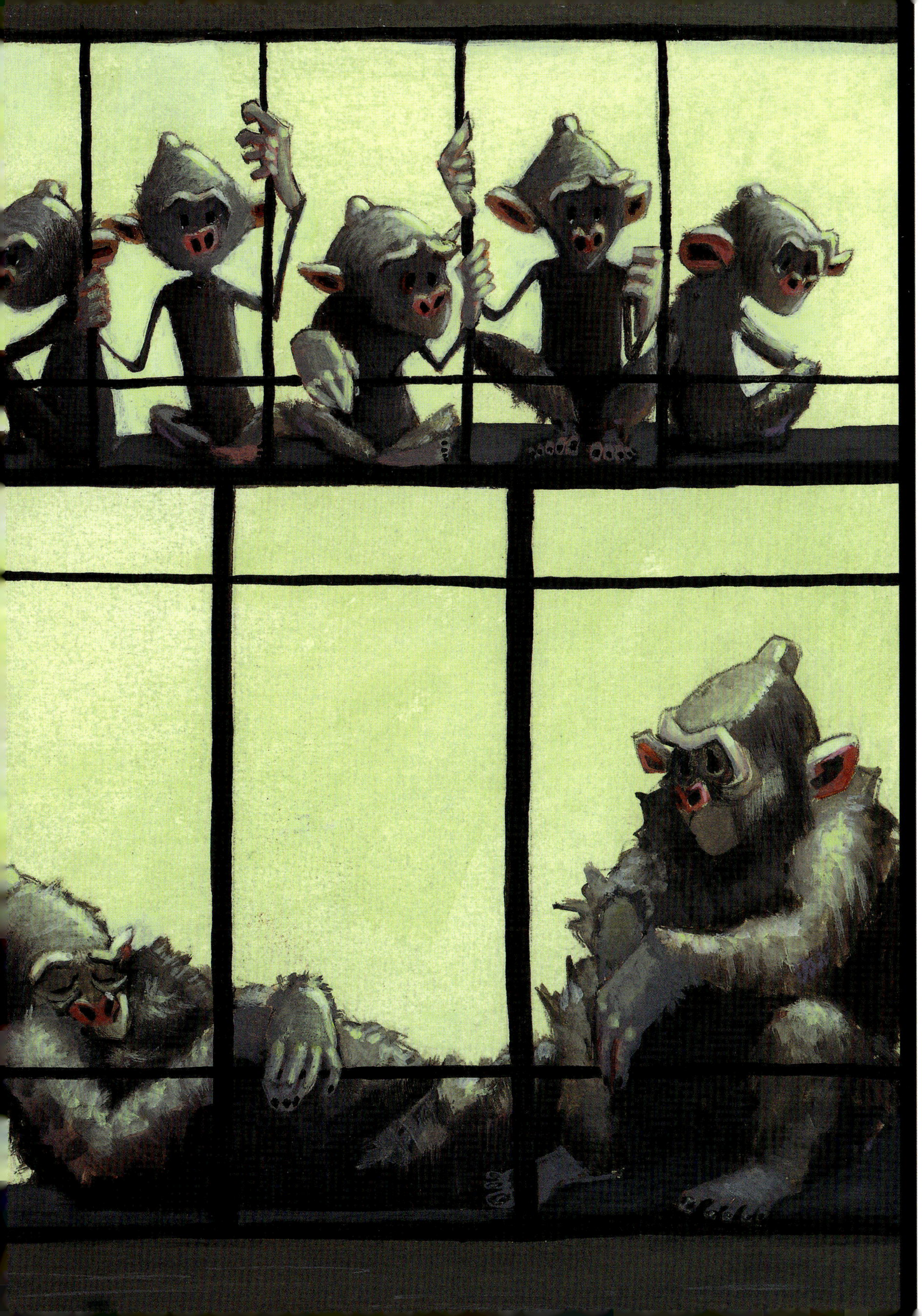

Tierversuche

An vielen Tieren werden in Versuchs-
laboren Shampoos, Seife, Putzmittel
und anderes getestet. Einige werden
ihrem Zuhause in der freien Natur
entrissen, und die meisten werden
krank oder sterben in den Versuchen.
Aber so muss es nicht weitergehen.
Wenn wir diese Produkte nicht mehr
kaufen, verstehen die Firmen, was wir
von ihnen fordern, und hören mit den
Tierversuchen auf.

Mit unserem Geld können wir der
Welt zeigen, dass uns Tiere am Herzen
liegen. Tierversuchsfreie Produkte
tragen zum Beispiel diese Zeichen:

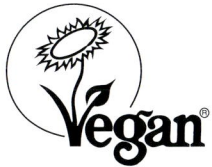 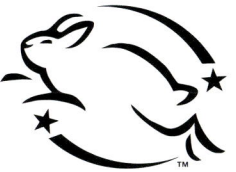

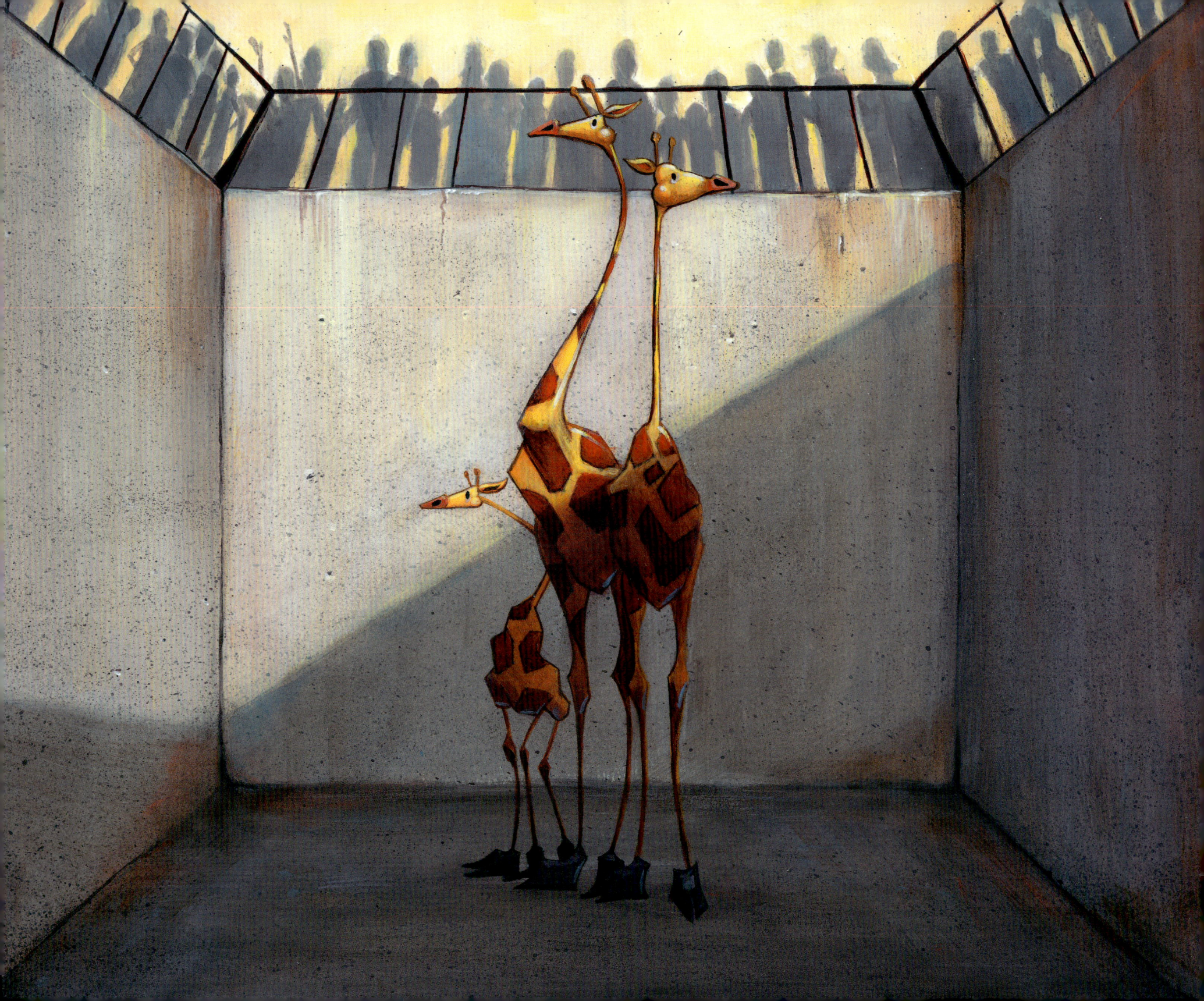

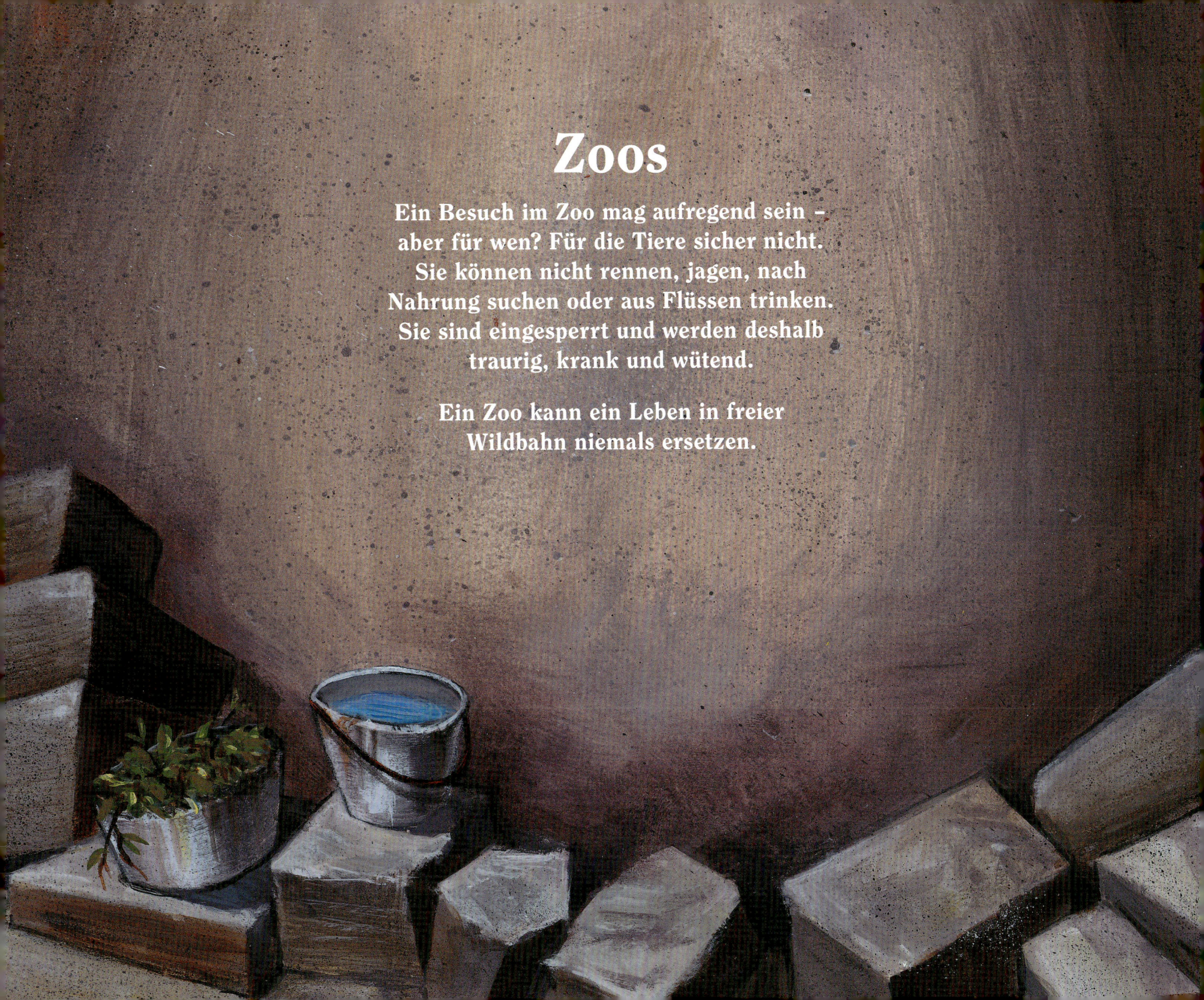

Zoos

Ein Besuch im Zoo mag aufregend sein –
aber für wen? Für die Tiere sicher nicht.
Sie können nicht rennen, jagen, nach
Nahrung suchen oder aus Flüssen trinken.
Sie sind eingesperrt und werden deshalb
traurig, krank und wütend.

Ein Zoo kann ein Leben in freier
Wildbahn niemals ersetzen.

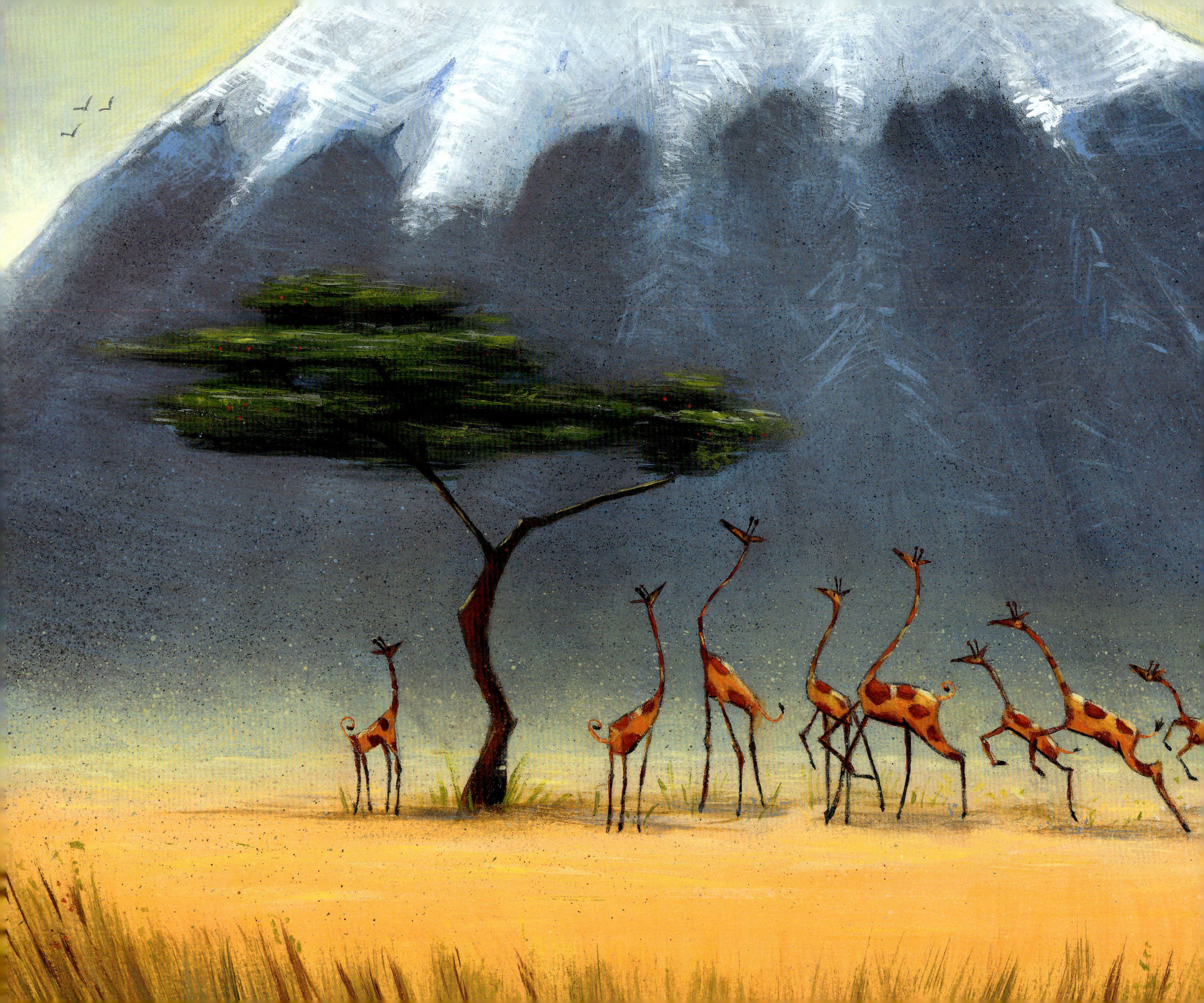

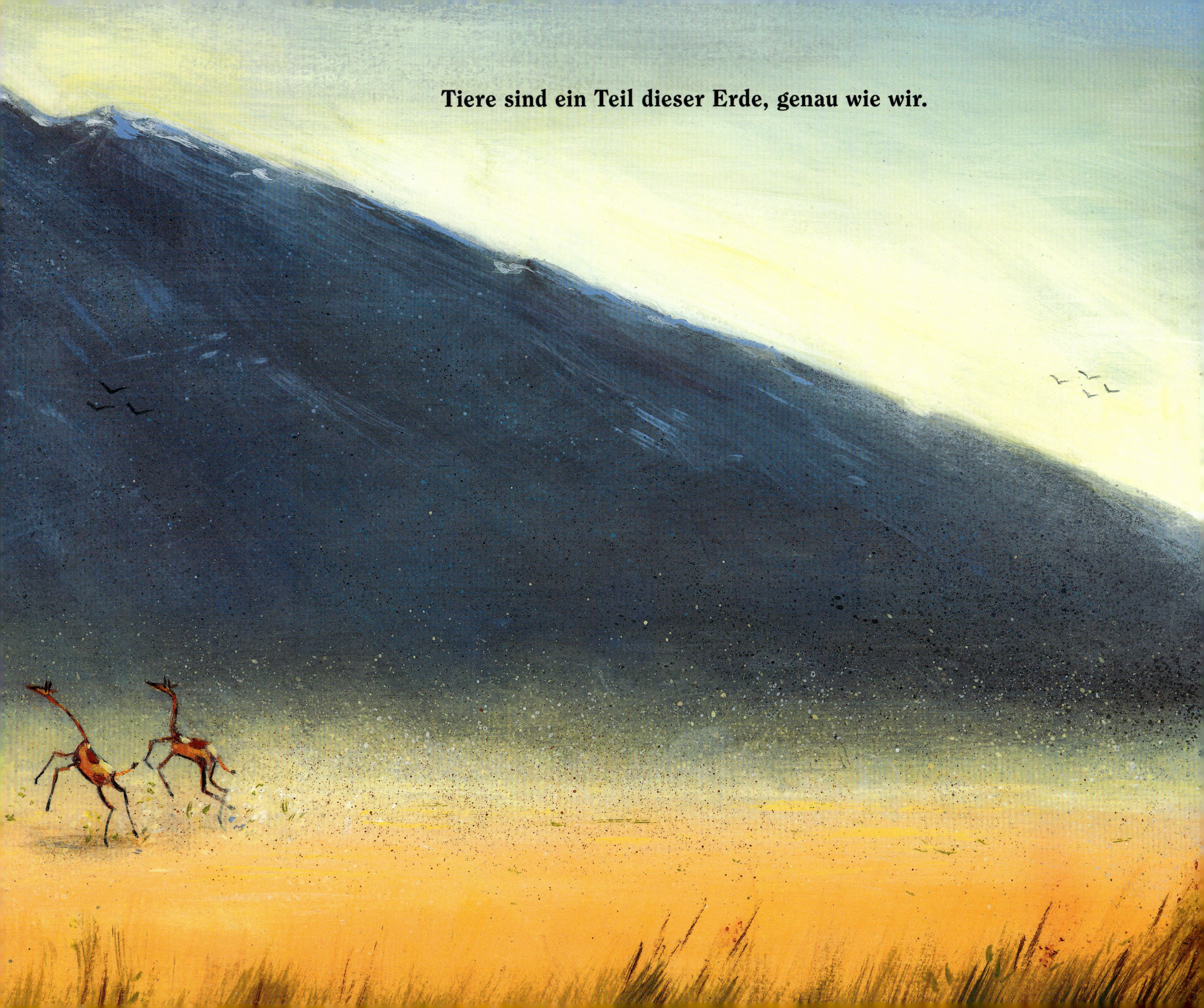

Tiere sind ein Teil dieser Erde, genau wie wir.

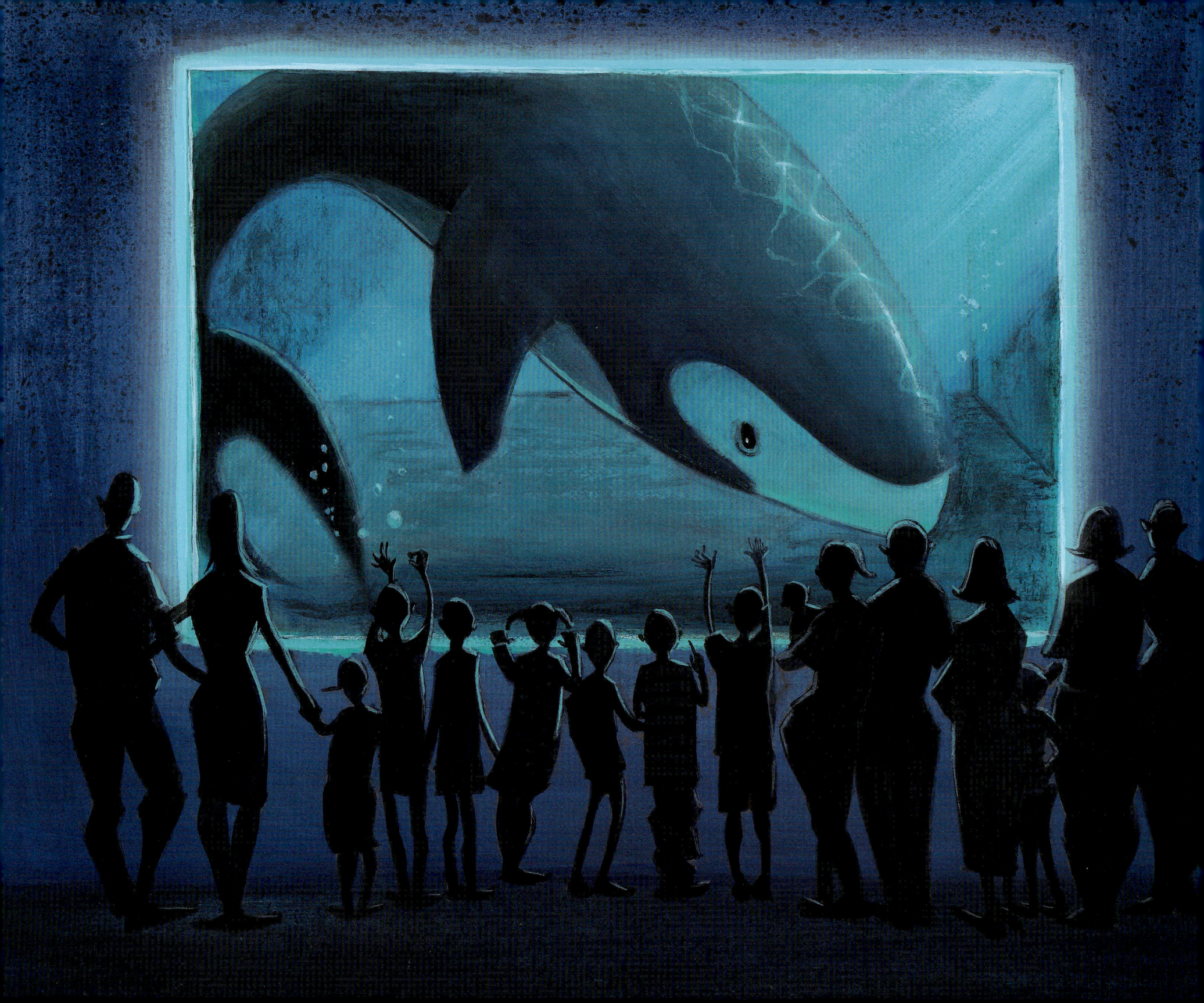

Delfinarien und Aquarien

Delfinarien behaupten, dass man bei ihnen viel Spaß haben und jede Menge über Wildtiere lernen kann. Aber was können wir schon von Gefangenen in einem Wasserbecken lernen?

In freier Wildbahn leben Orcas in riesigen Familien zusammen, die man Schulen nennt. Sie können sehr tief tauchen und über 150 Kilometer weit schwimmen. Als Wal in einem Delfinarium eingesperrt zu sein wäre, als würdest du dein ganzes Leben lang im Badezimmer verbringen.

Wildtiere gehören in die Wildnis. Damit sie frei sein können, besuchen wir diese Parks nicht.

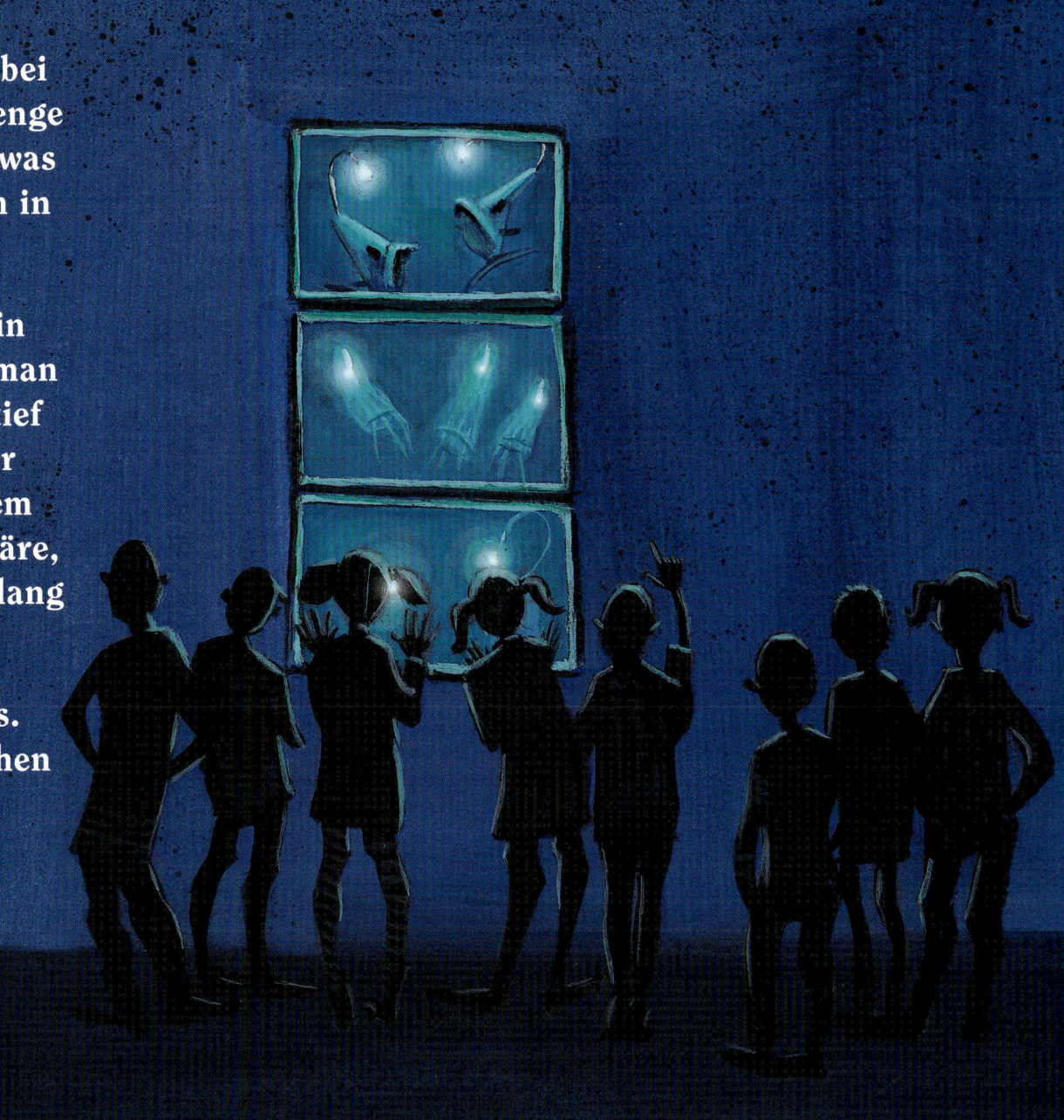

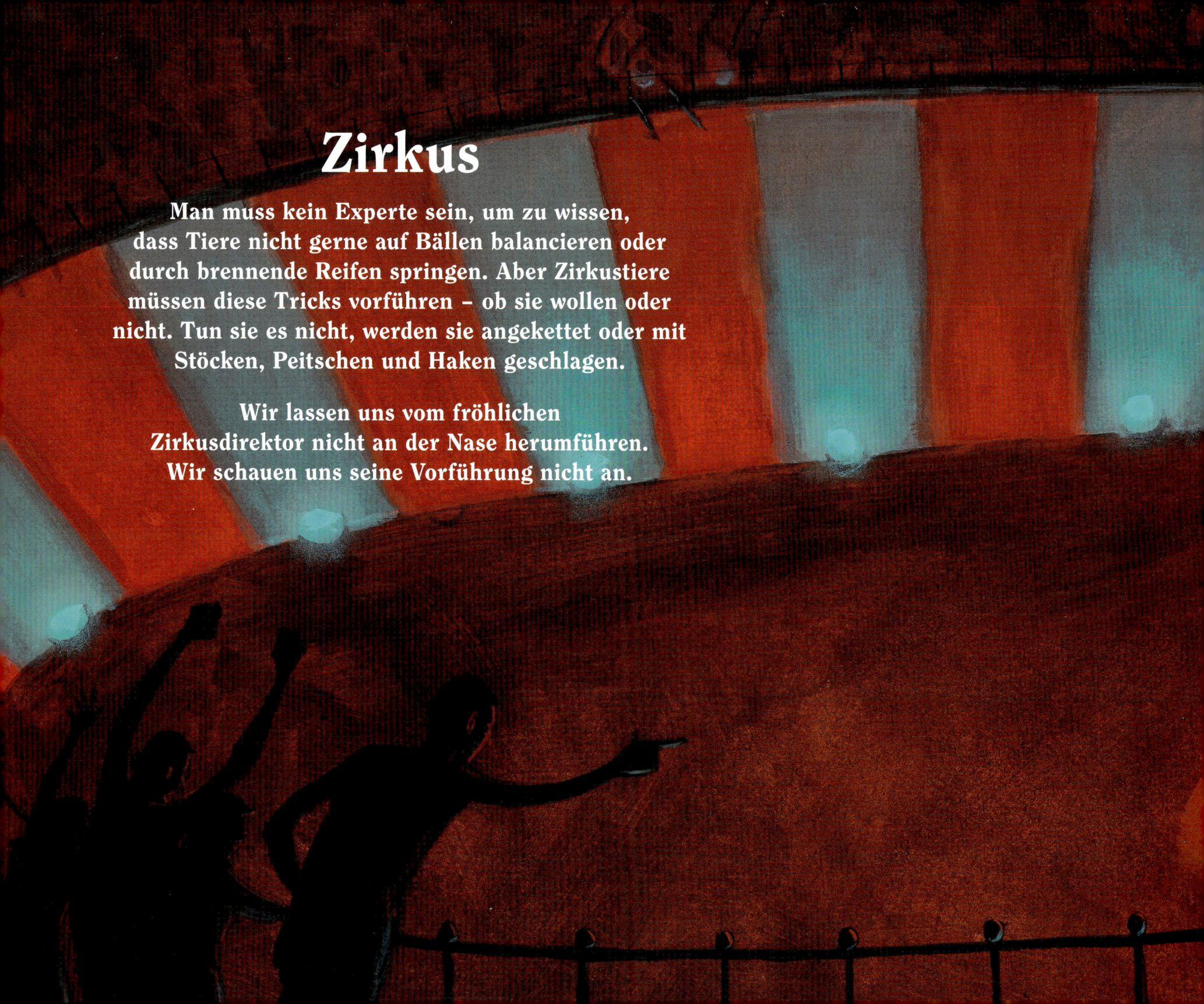

Zirkus

Man muss kein Experte sein, um zu wissen,
dass Tiere nicht gerne auf Bällen balancieren oder
durch brennende Reifen springen. Aber Zirkustiere
müssen diese Tricks vorführen – ob sie wollen oder
nicht. Tun sie es nicht, werden sie angekettet oder mit
Stöcken, Peitschen und Haken geschlagen.

Wir lassen uns vom fröhlichen
Zirkusdirektor nicht an der Nase herumführen.
Wir schauen uns seine Vorführung nicht an.

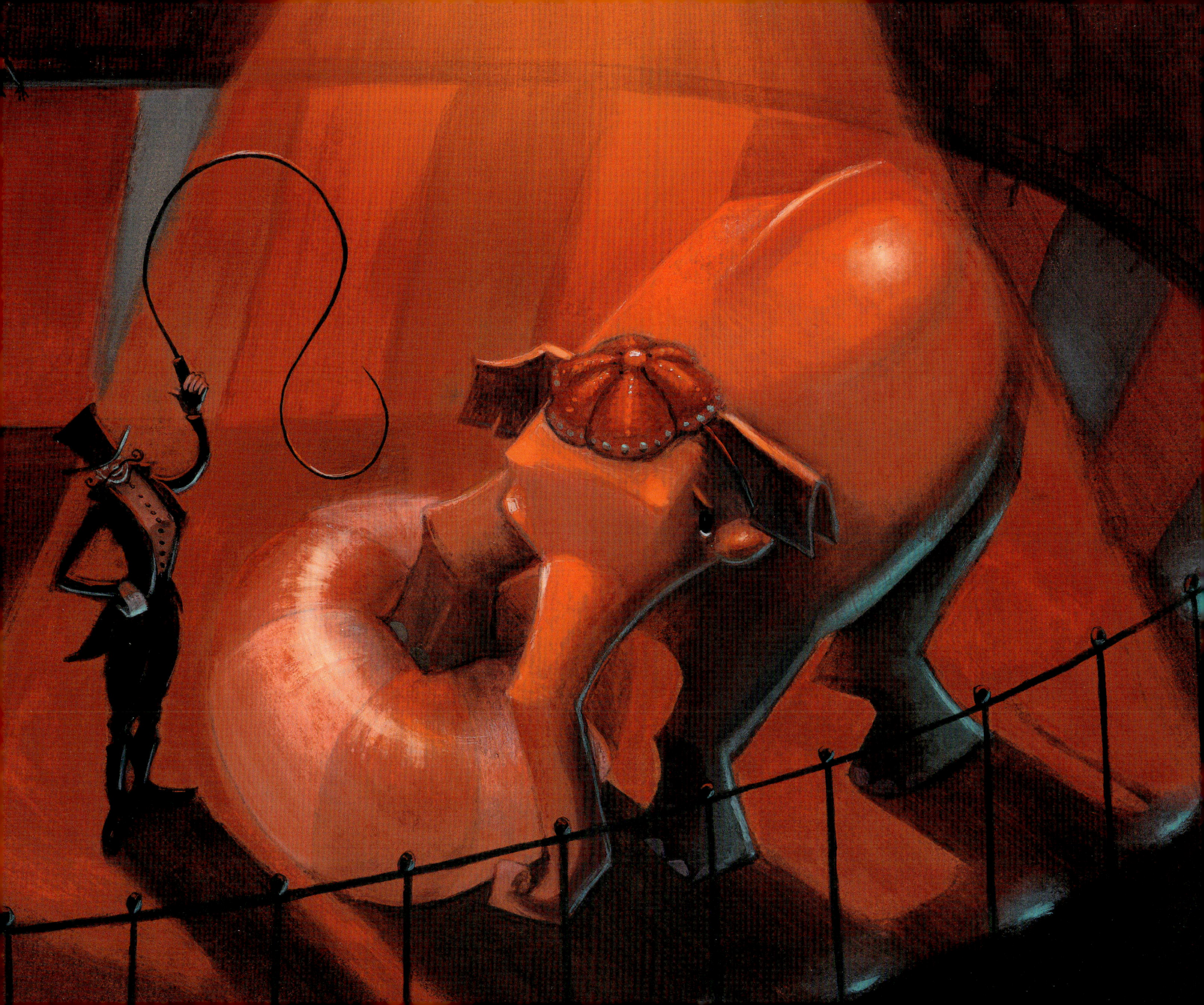

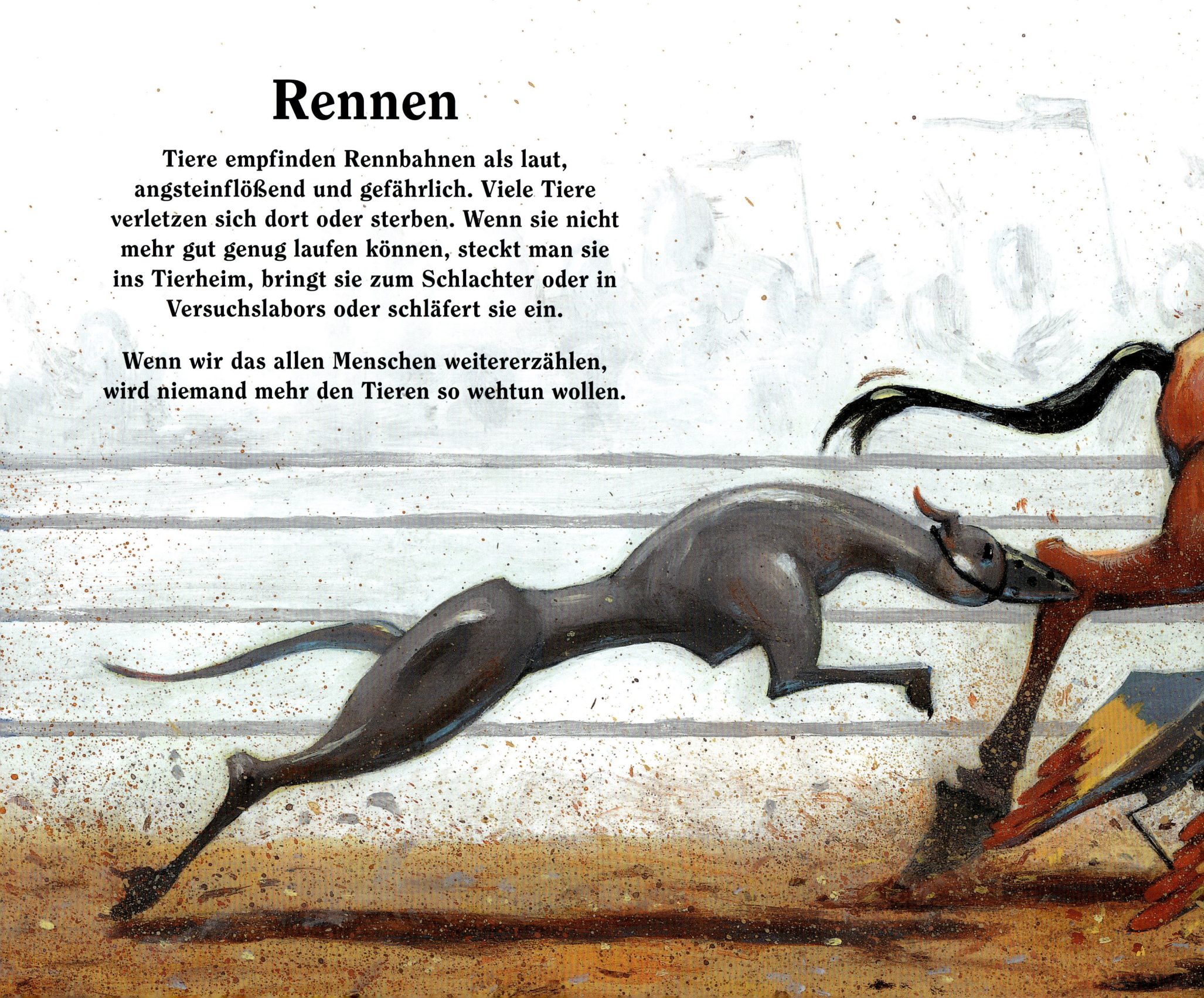

Rennen

Tiere empfinden Rennbahnen als laut, angsteinflößend und gefährlich. Viele Tiere verletzen sich dort oder sterben. Wenn sie nicht mehr gut genug laufen können, steckt man sie ins Tierheim, bringt sie zum Schlachter oder in Versuchslabors oder schläfert sie ein.

Wenn wir das allen Menschen weitererzählen, wird niemand mehr den Tieren so wehtun wollen.

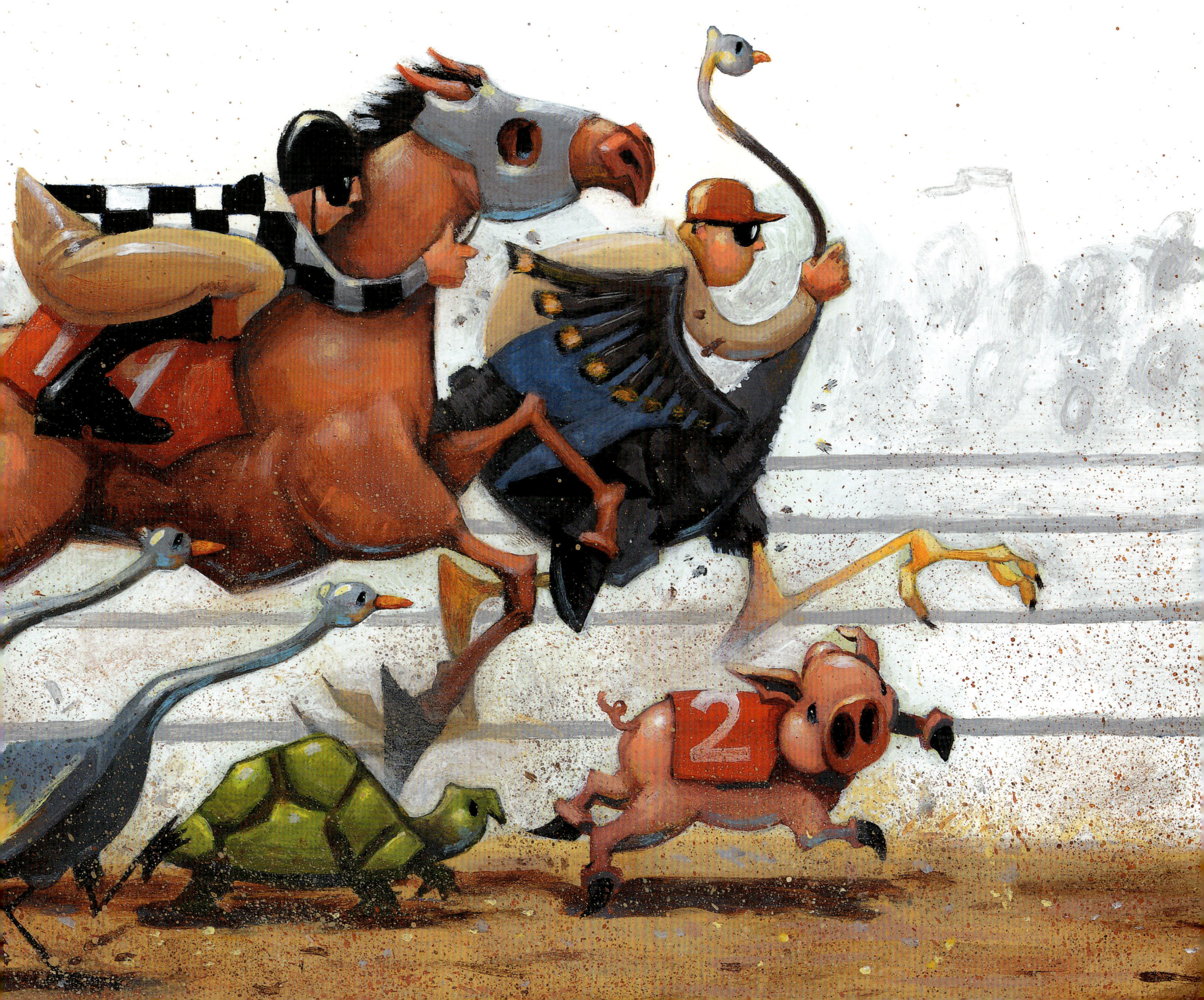

Jagd

Die meisten Jäger heutzutage töten Tiere, weil sie sich dadurch mutig und mächtig fühlen. Aber ein Tier zu töten ist nicht tapfer, sondern richtig feige. Was wir brauchen, sind Menschen, die mit ihrem Mut Tiere schützen, nicht ihnen wehtun.

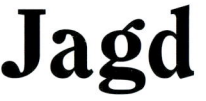

Stierkampf und Rodeo

Wenn Menschen Tiere benutzen und es ein Spiel, einen Wettbewerb oder Sport nennen, vergessen sie oft, dass Tiere Lebewesen sind, die Gefühle, Familien und Instinkte haben.

Wer vegan lebt, tut nicht so, als wären Tiere nur ein Spielzeug.

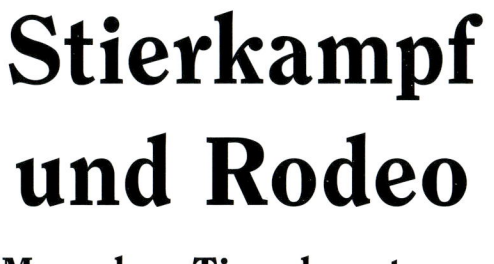

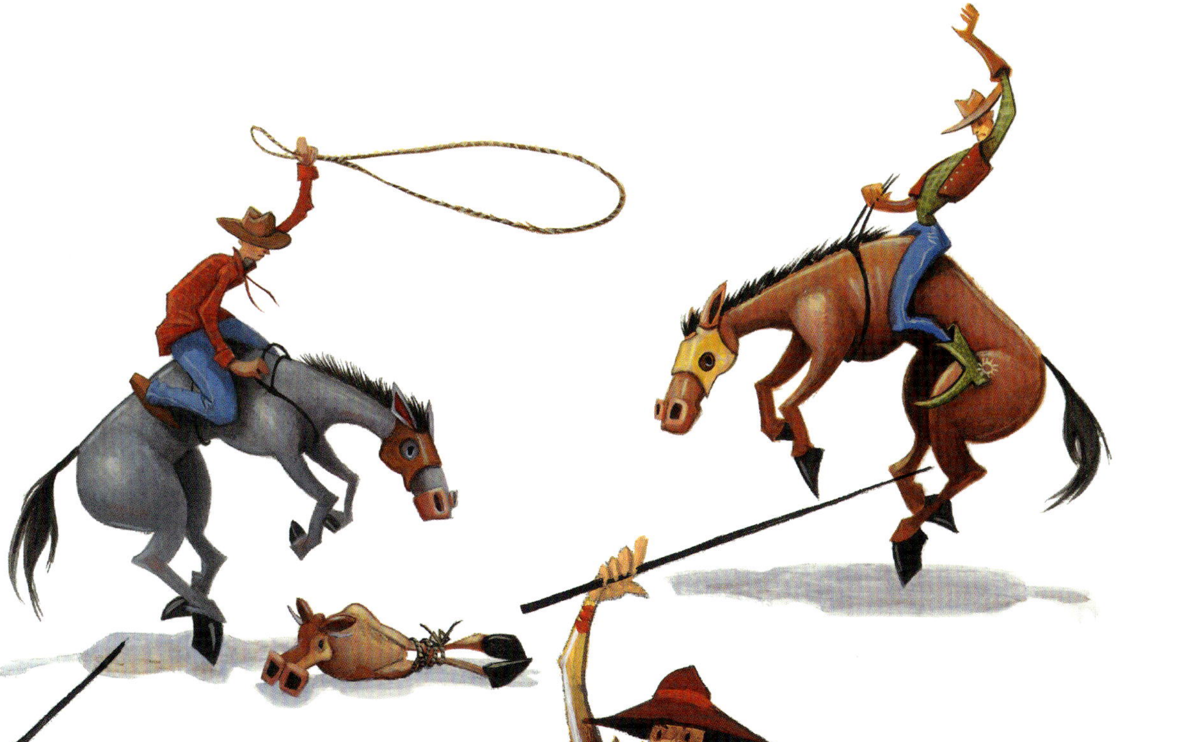

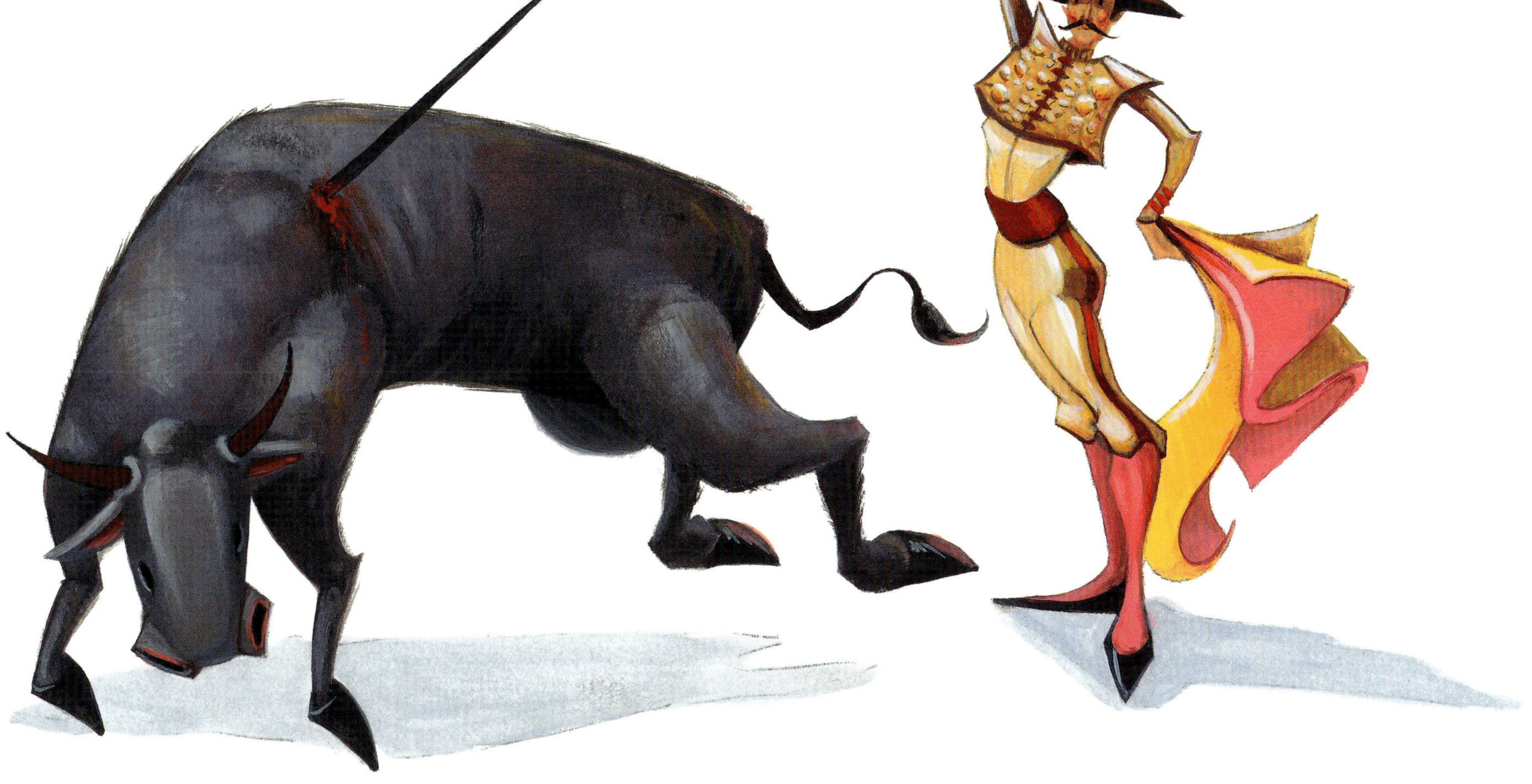

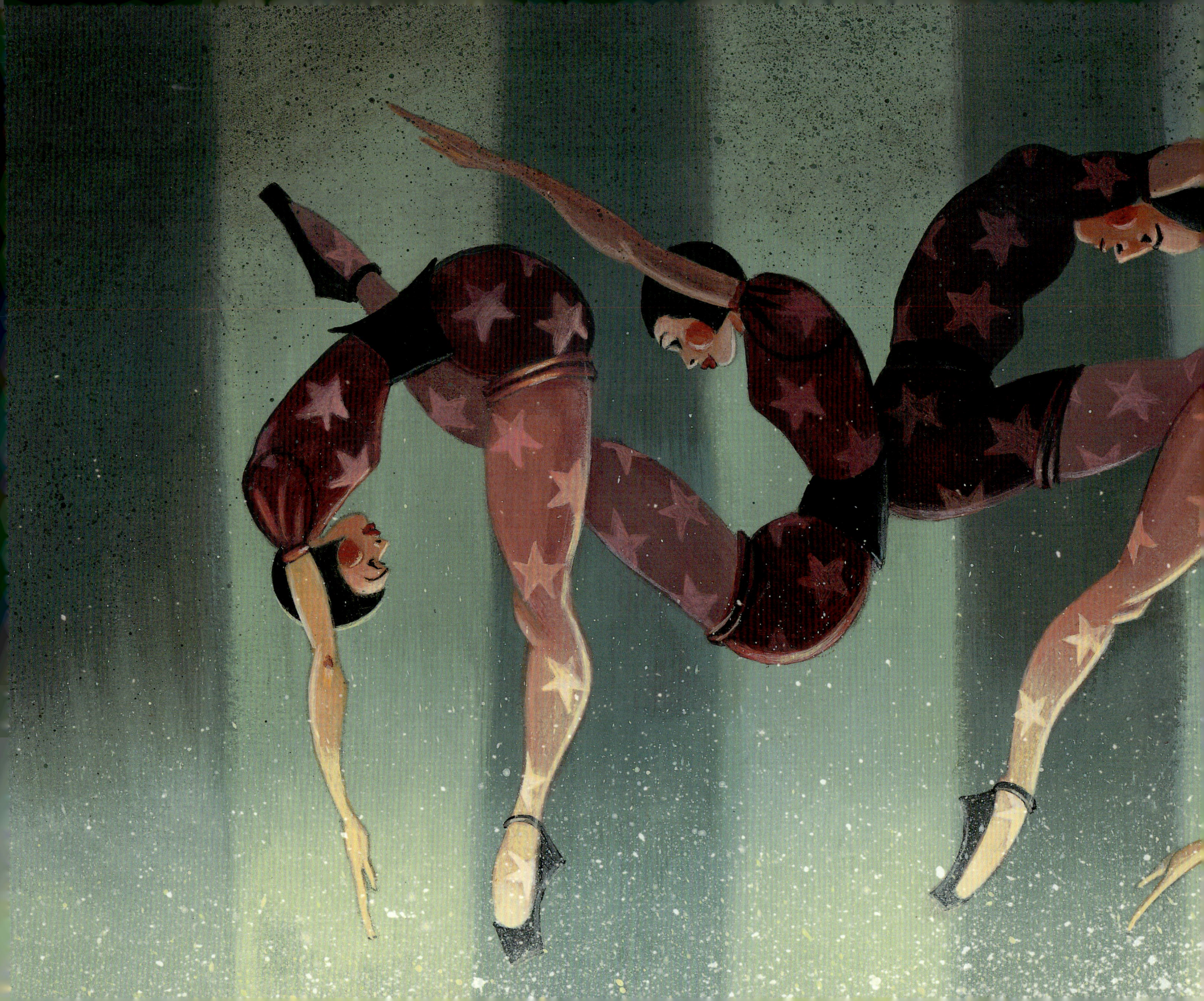

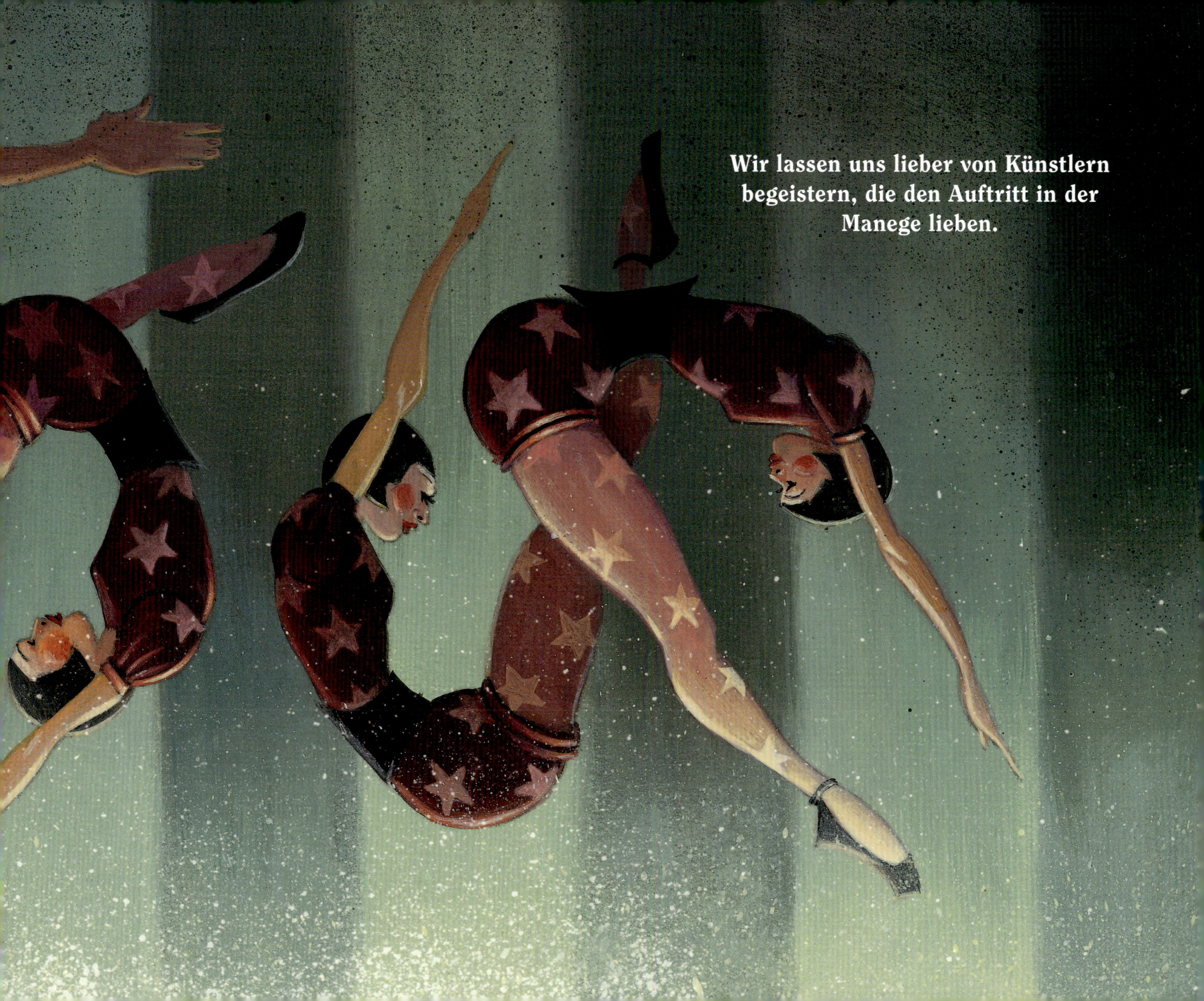

Wir lassen uns lieber von Künstlern begeistern, die den Auftritt in der Manege lieben.

Liebe geht durch den Magen

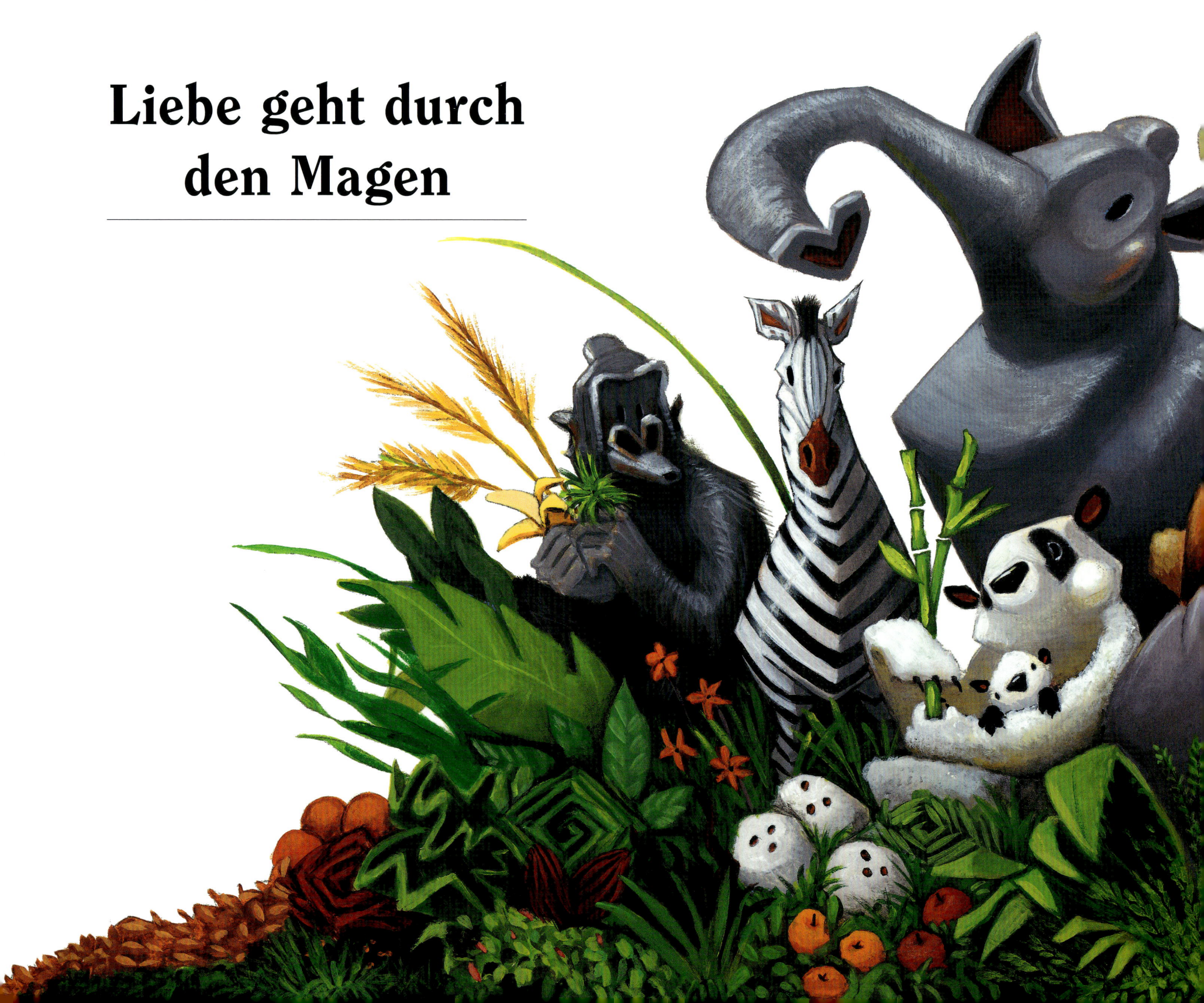

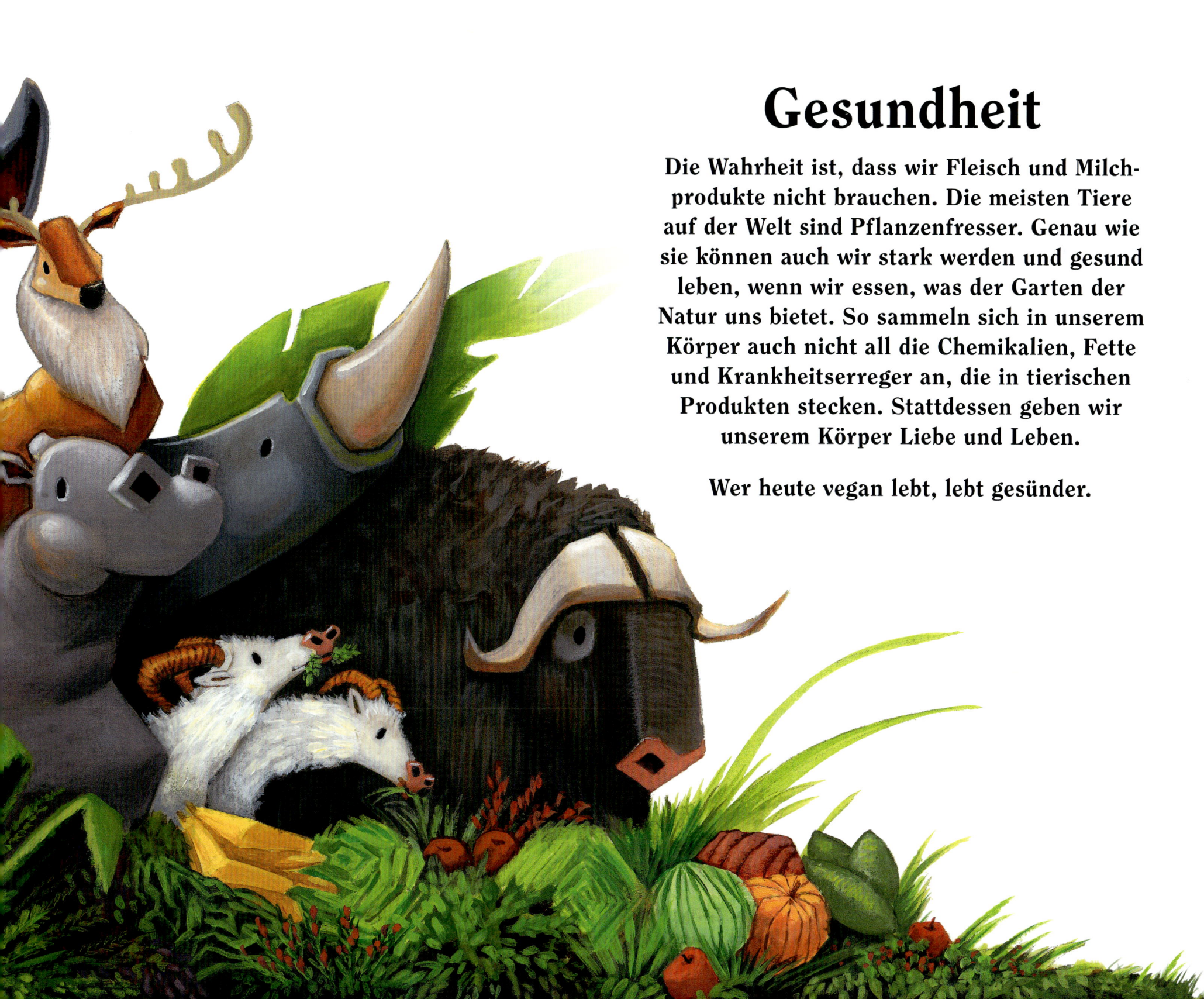

Gesundheit

Die Wahrheit ist, dass wir Fleisch und Milchprodukte nicht brauchen. Die meisten Tiere auf der Welt sind Pflanzenfresser. Genau wie sie können auch wir stark werden und gesund leben, wenn wir essen, was der Garten der Natur uns bietet. So sammeln sich in unserem Körper auch nicht all die Chemikalien, Fette und Krankheitserreger an, die in tierischen Produkten stecken. Stattdessen geben wir unserem Körper Liebe und Leben.

Wer heute vegan lebt, lebt gesünder.

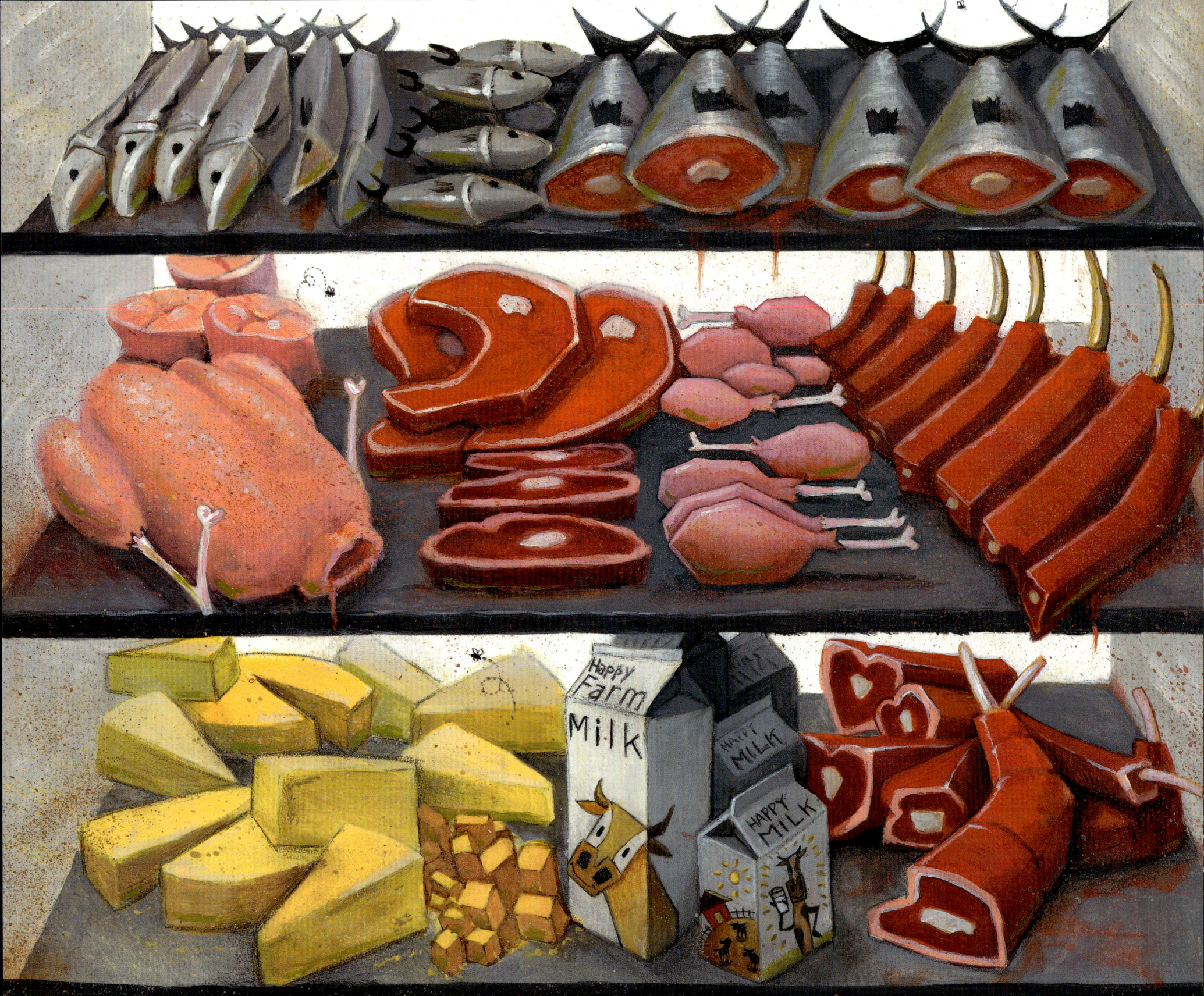

Tu den Tieren Gutes

Einige Menschen haben immer noch ein gutes Gefühl dabei, wenn sie Fleisch oder Milchprodukte zu sich nehmen und das Tier vorher ein schönes Leben auf einem Bauernhof ganz in ihrer Nähe hatte. Aber egal, ob die Tiere im Freien oder im dunklen Stall leben: Alle Tiere, die zur Produktion von Fleisch oder Milch gehalten werden, werden am Ende gefangen und getötet. Ihr Tod ist brutal und traurig.

Wer vegan lebt, nimmt nicht den Schmerz und das Leid der Tiere in seinen glücklichen, gesunden Körper auf.

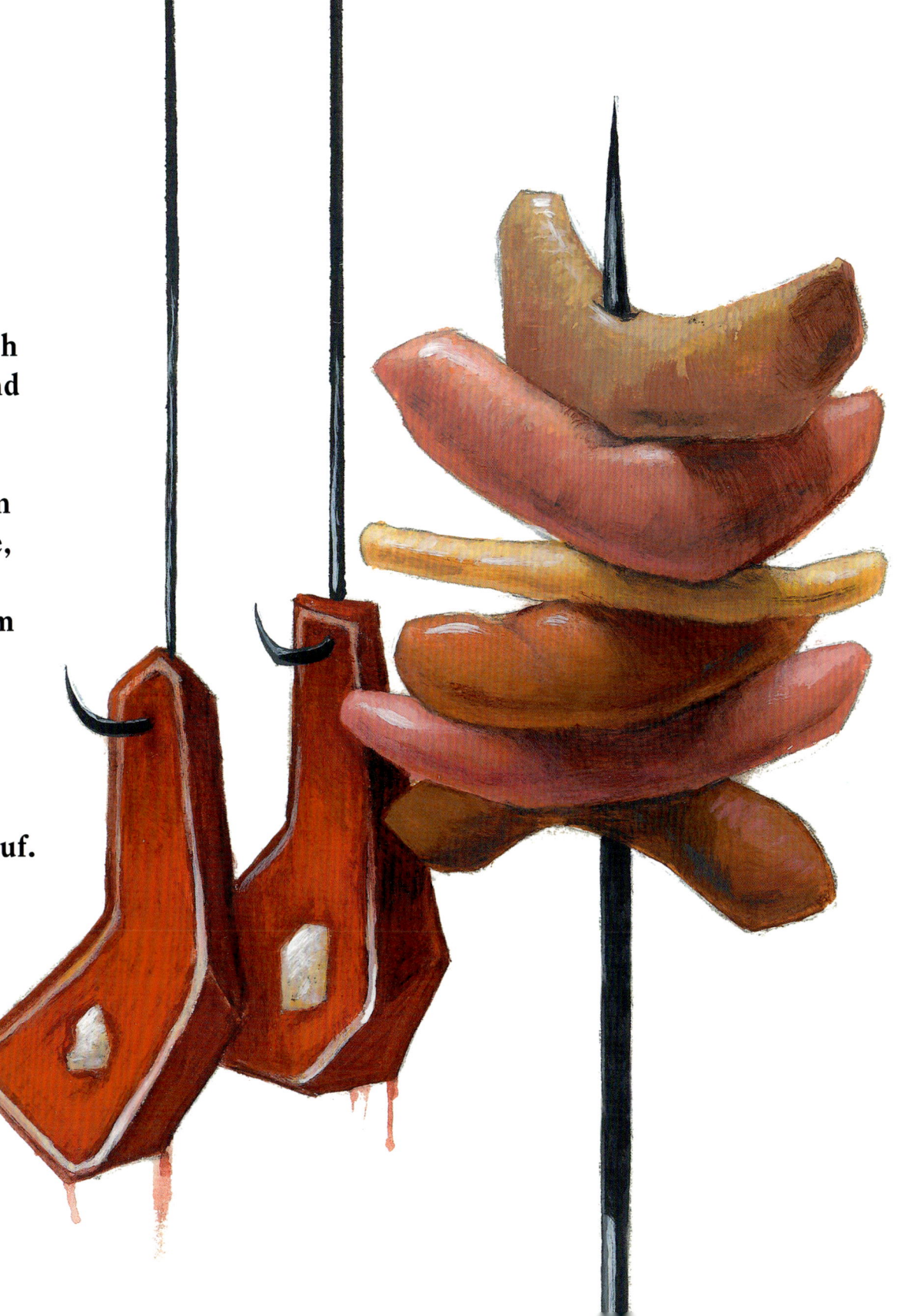

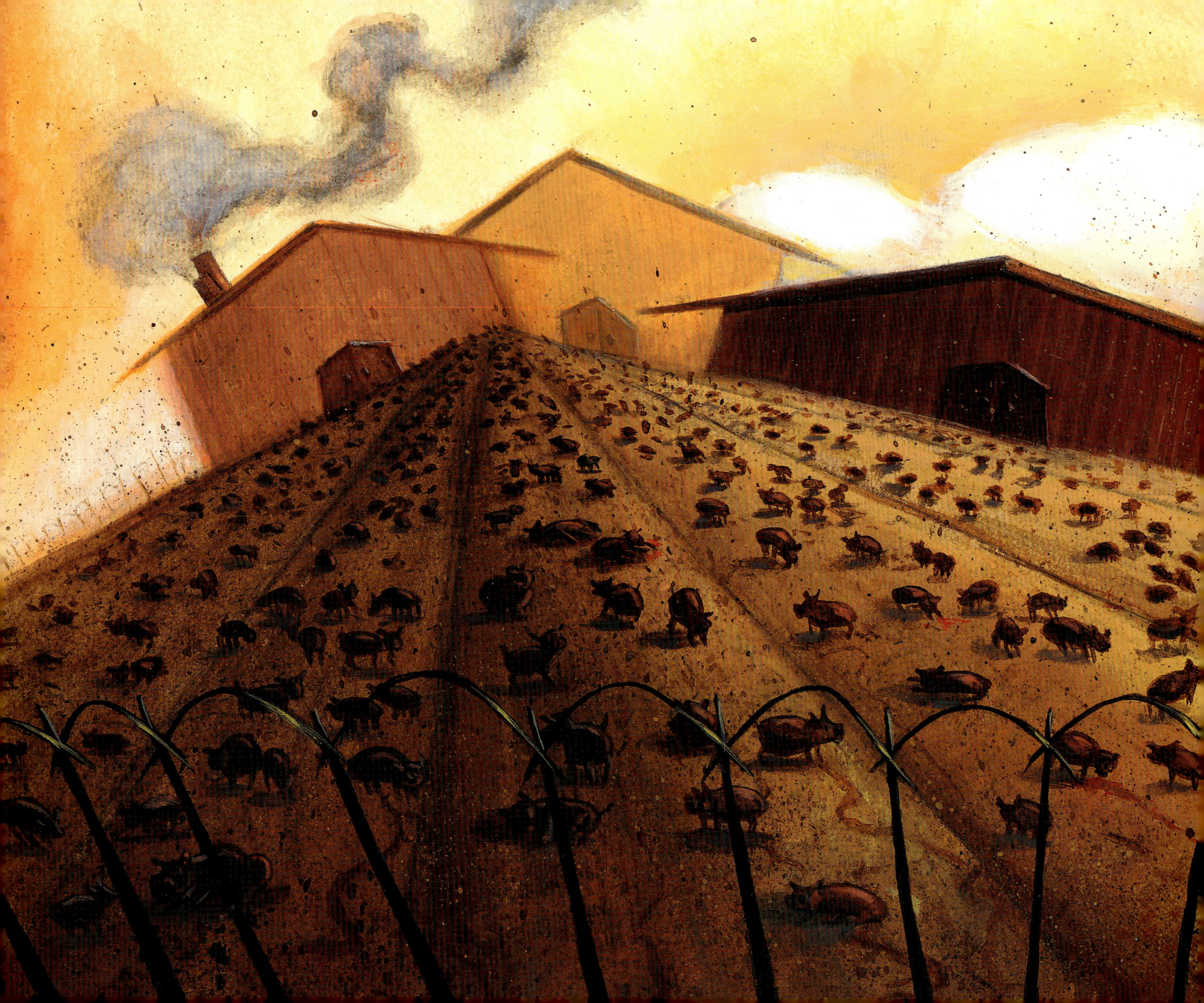

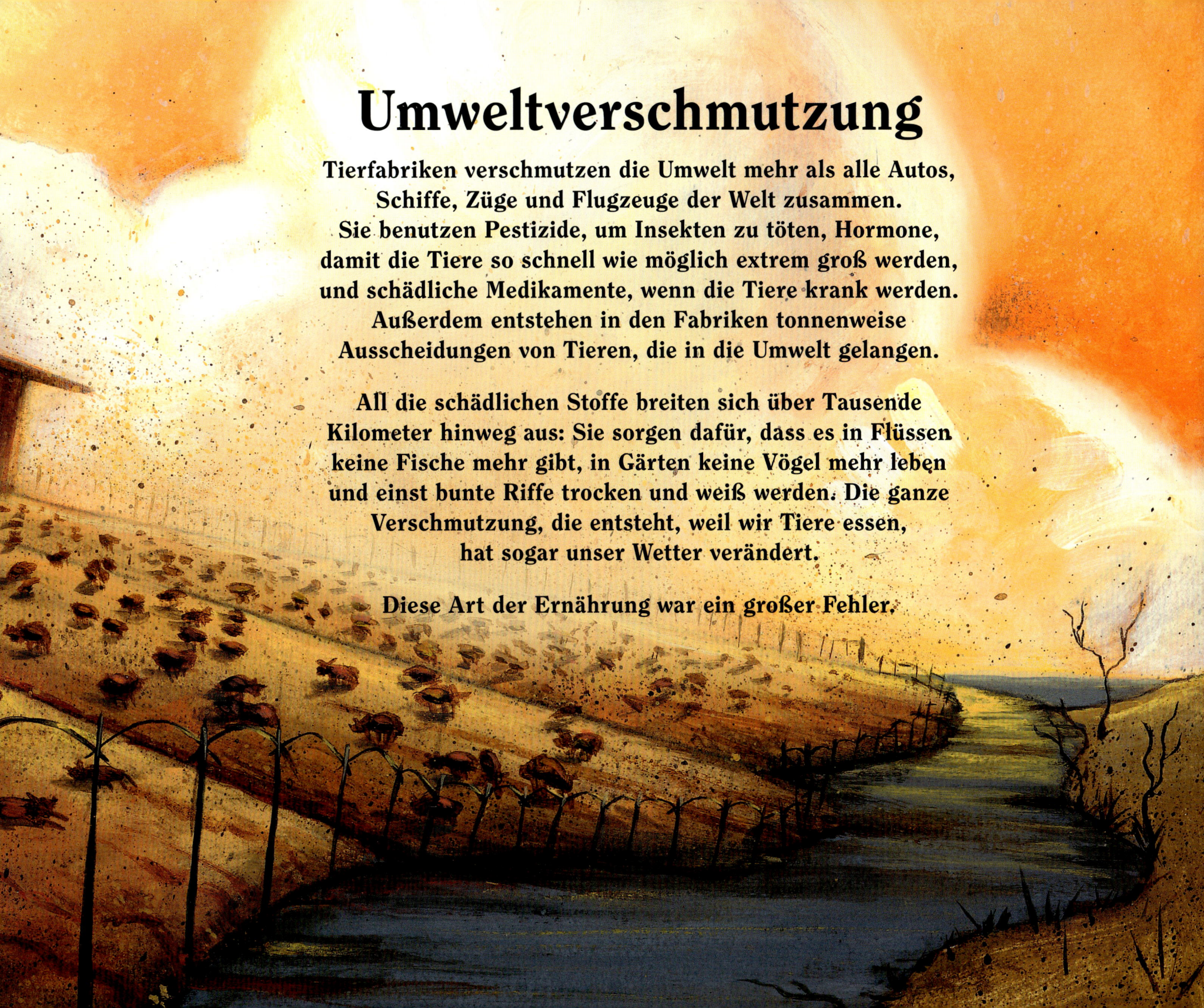

Umweltverschmutzung

Tierfabriken verschmutzen die Umwelt mehr als alle Autos,
Schiffe, Züge und Flugzeuge der Welt zusammen.
Sie benutzen Pestizide, um Insekten zu töten, Hormone,
damit die Tiere so schnell wie möglich extrem groß werden,
und schädliche Medikamente, wenn die Tiere krank werden.
Außerdem entstehen in den Fabriken tonnenweise
Ausscheidungen von Tieren, die in die Umwelt gelangen.

All die schädlichen Stoffe breiten sich über Tausende
Kilometer hinweg aus: Sie sorgen dafür, dass es in Flüssen
keine Fische mehr gibt, in Gärten keine Vögel mehr leben
und einst bunte Riffe trocken und weiß werden. Die ganze
Verschmutzung, die entsteht, weil wir Tiere essen,
hat sogar unser Wetter verändert.

Diese Art der Ernährung war ein großer Fehler.

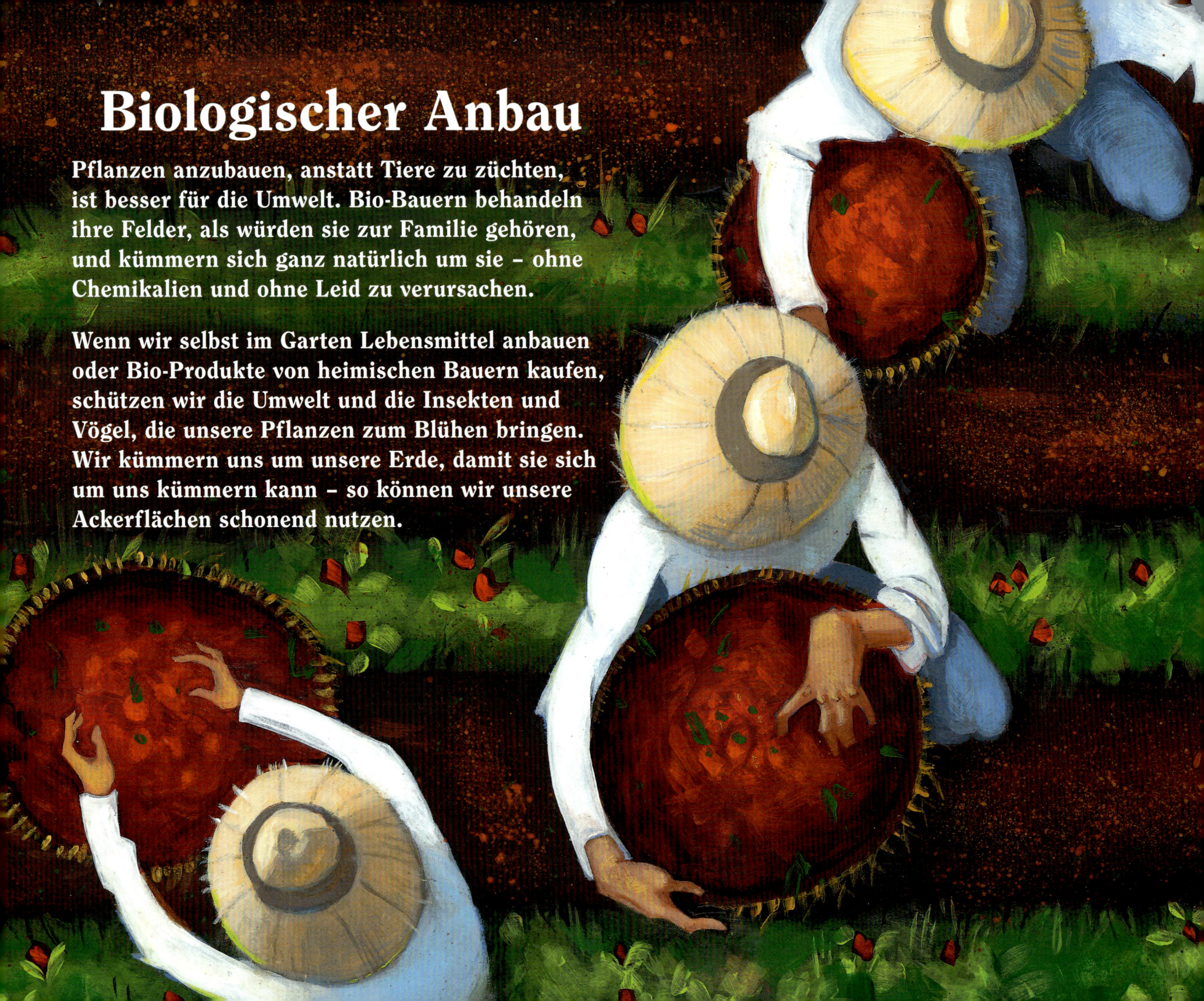

Biologischer Anbau

Pflanzen anzubauen, anstatt Tiere zu züchten, ist besser für die Umwelt. Bio-Bauern behandeln ihre Felder, als würden sie zur Familie gehören, und kümmern sich ganz natürlich um sie – ohne Chemikalien und ohne Leid zu verursachen.

Wenn wir selbst im Garten Lebensmittel anbauen oder Bio-Produkte von heimischen Bauern kaufen, schützen wir die Umwelt und die Insekten und Vögel, die unsere Pflanzen zum Blühen bringen. Wir kümmern uns um unsere Erde, damit sie sich um uns kümmern kann – so können wir unsere Ackerflächen schonend nutzen.

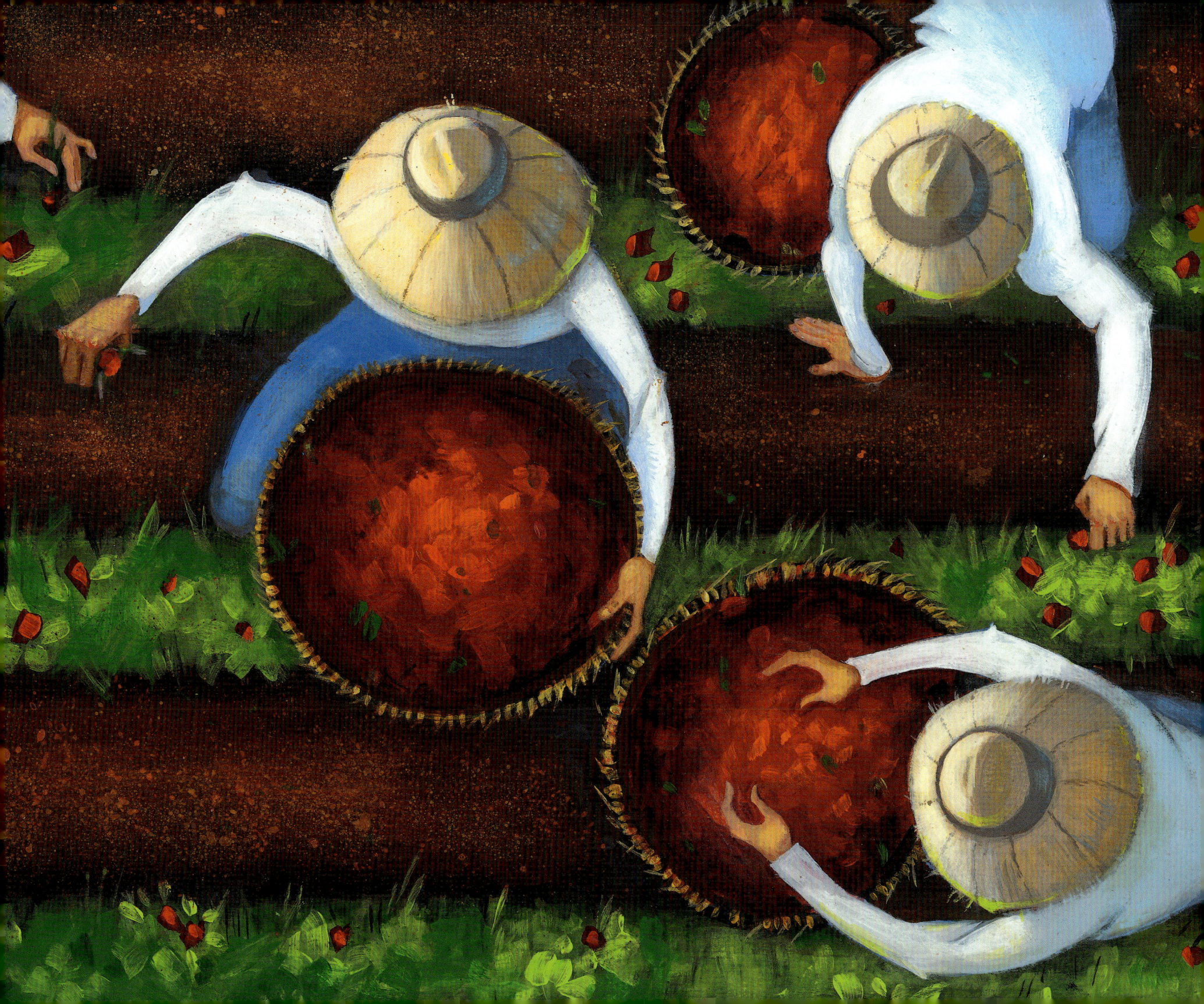

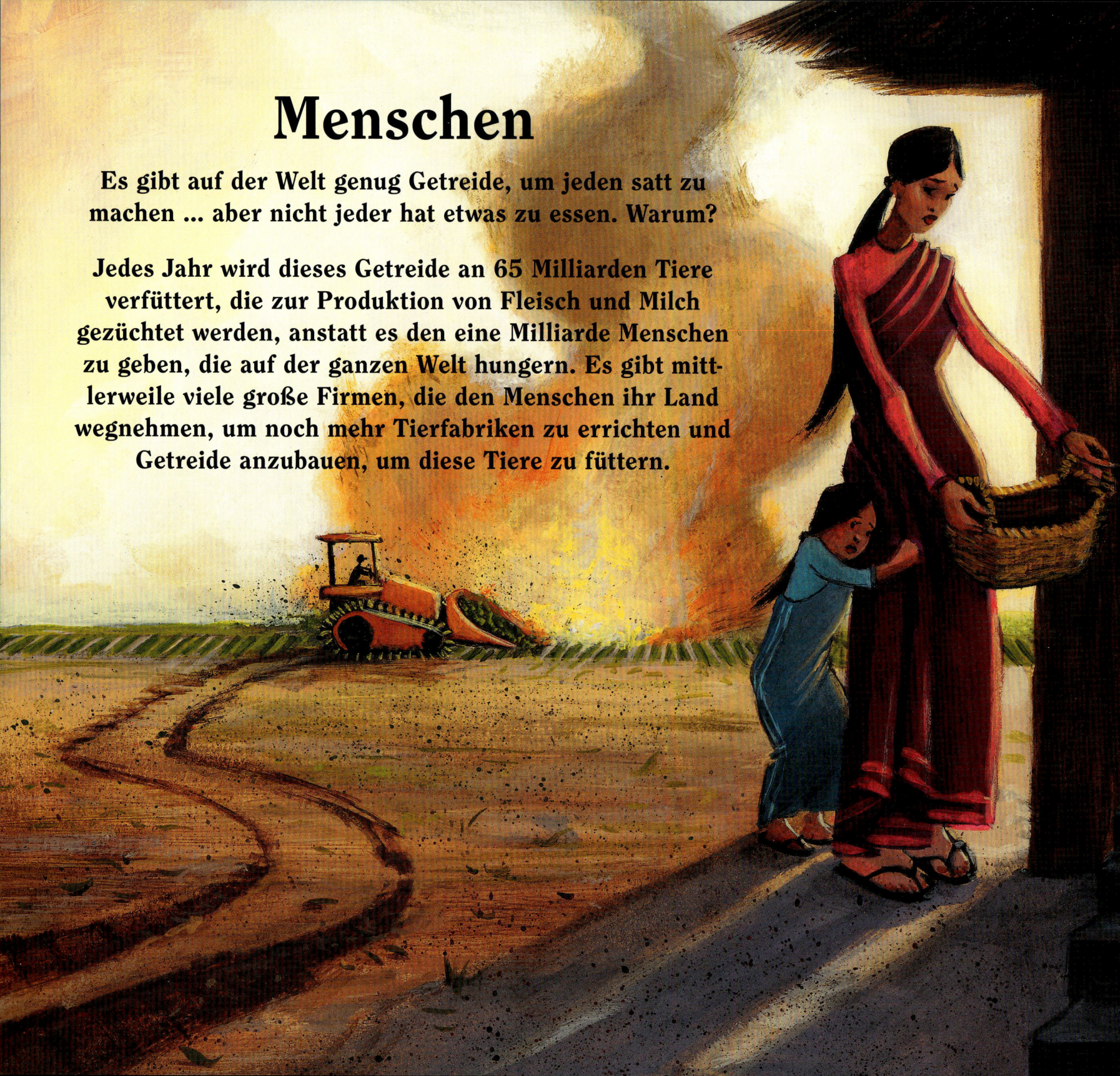

Menschen

Es gibt auf der Welt genug Getreide, um jeden satt zu machen ... aber nicht jeder hat etwas zu essen. Warum?

Jedes Jahr wird dieses Getreide an 65 Milliarden Tiere verfüttert, die zur Produktion von Fleisch und Milch gezüchtet werden, anstatt es den eine Milliarde Menschen zu geben, die auf der ganzen Welt hungern. Es gibt mittlerweile viele große Firmen, die den Menschen ihr Land wegnehmen, um noch mehr Tierfabriken zu errichten und Getreide anzubauen, um diese Tiere zu füttern.

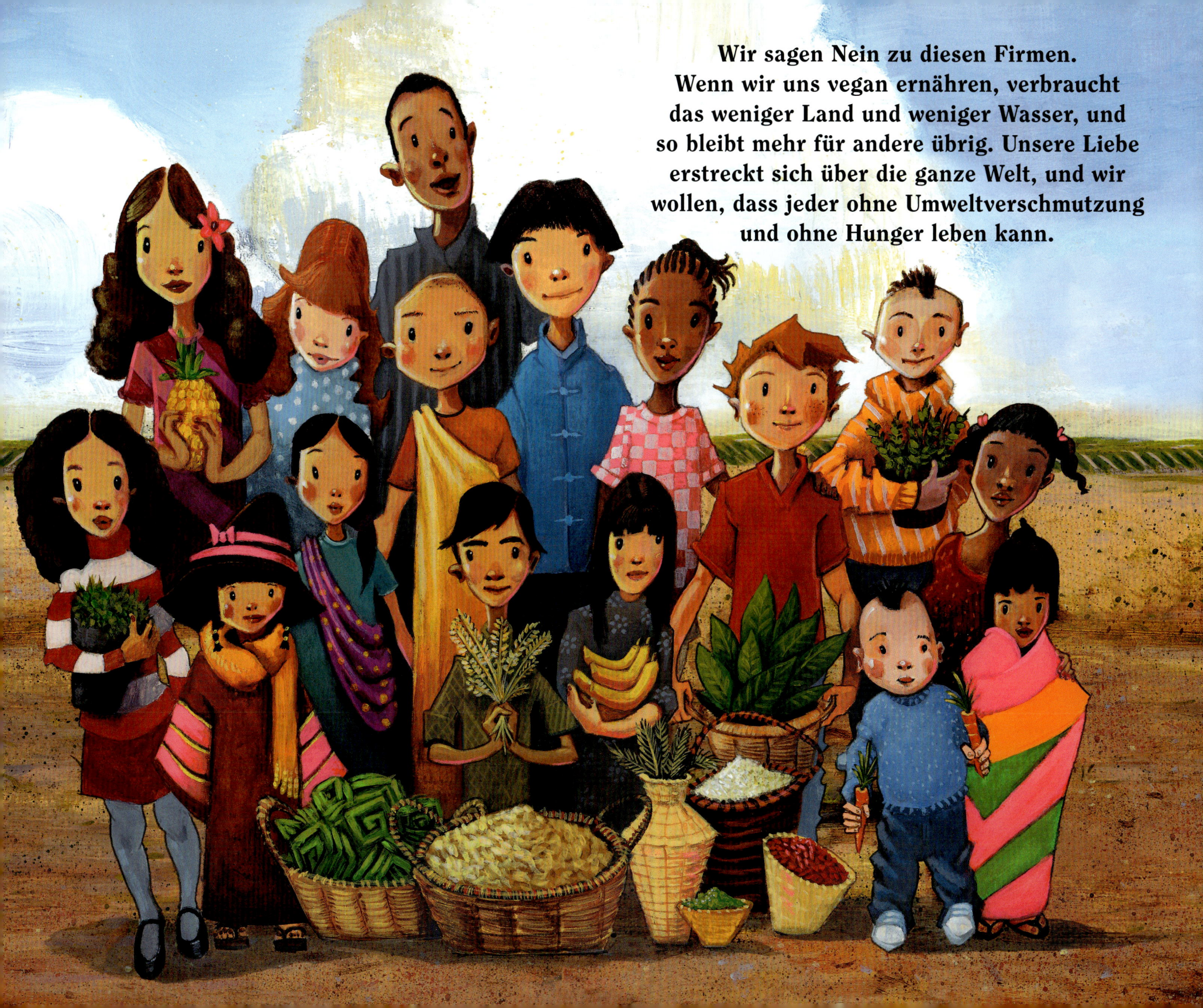

Wir sagen Nein zu diesen Firmen.
Wenn wir uns vegan ernähren, verbraucht
das weniger Land und weniger Wasser, und
so bleibt mehr für andere übrig. Unsere Liebe
erstreckt sich über die ganze Welt, und wir
wollen, dass jeder ohne Umweltverschmutzung
und ohne Hunger leben kann.

Wälder

Wir möchten nicht, dass für unsere
Nahrung Wälder in Rinderfarmen
oder verschmutzte Getreidefelder
verwandelt werden.

Wir schützen den Dschungel und
die Sümpfe, wilde und bedrohte
Tierarten und wollen, dass unsere
Erde atmen kann.

Unsere Liebe reicht vom Grund
der Flüsse bis hinauf in
die höchsten Baumwipfel.

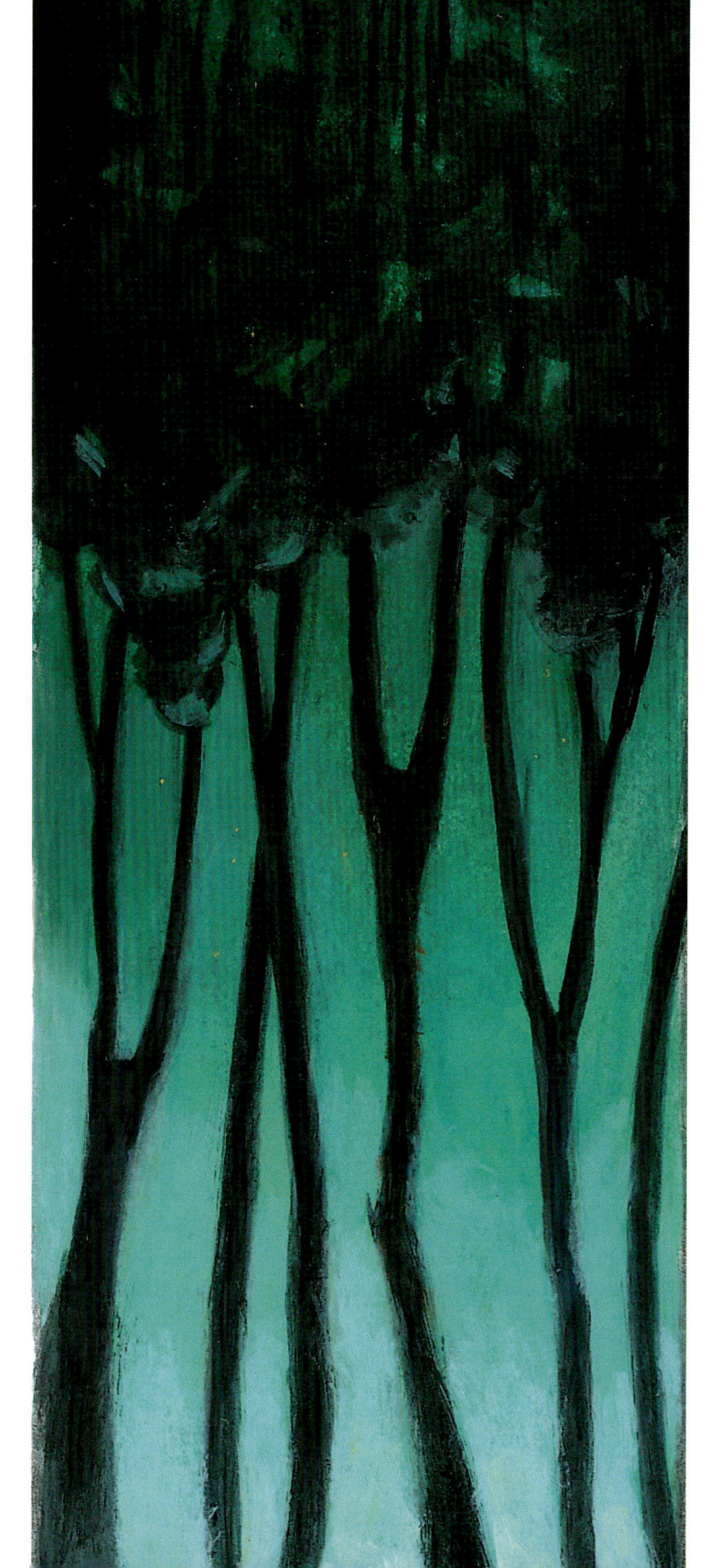

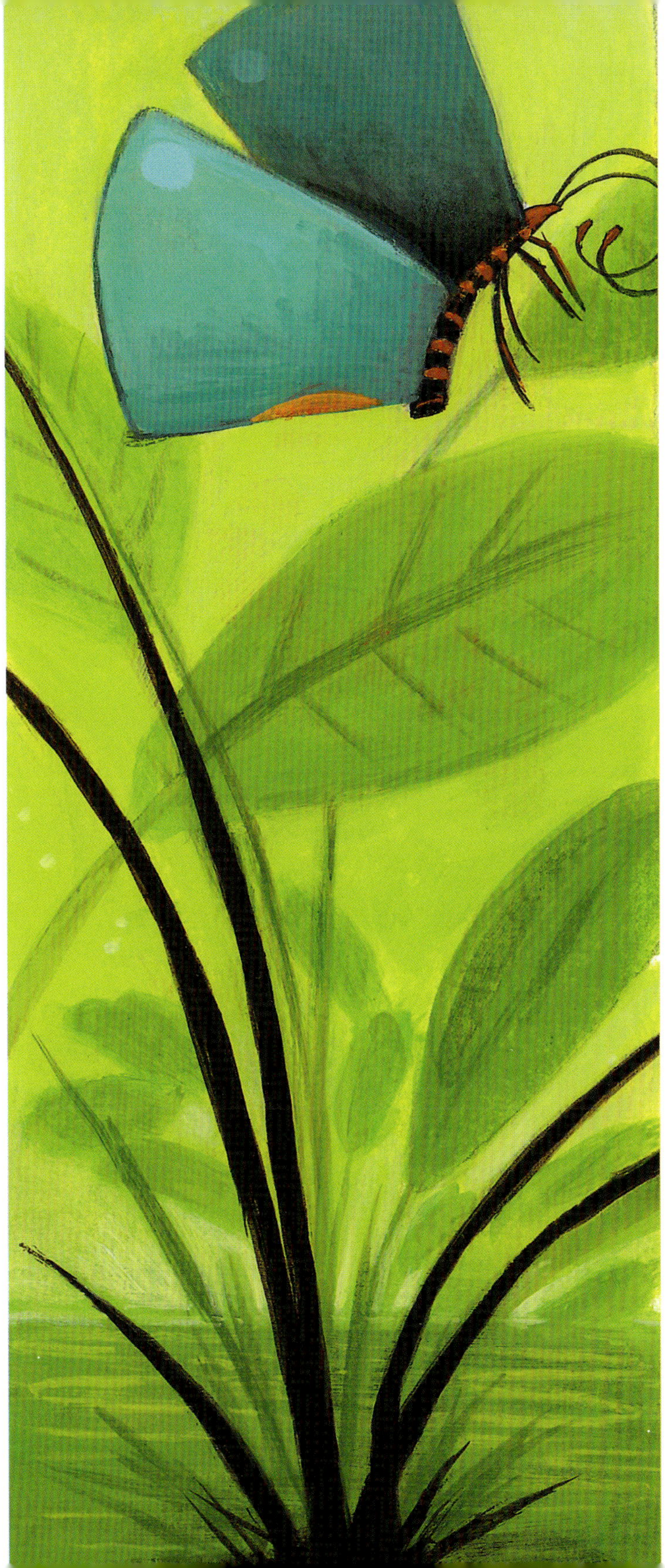

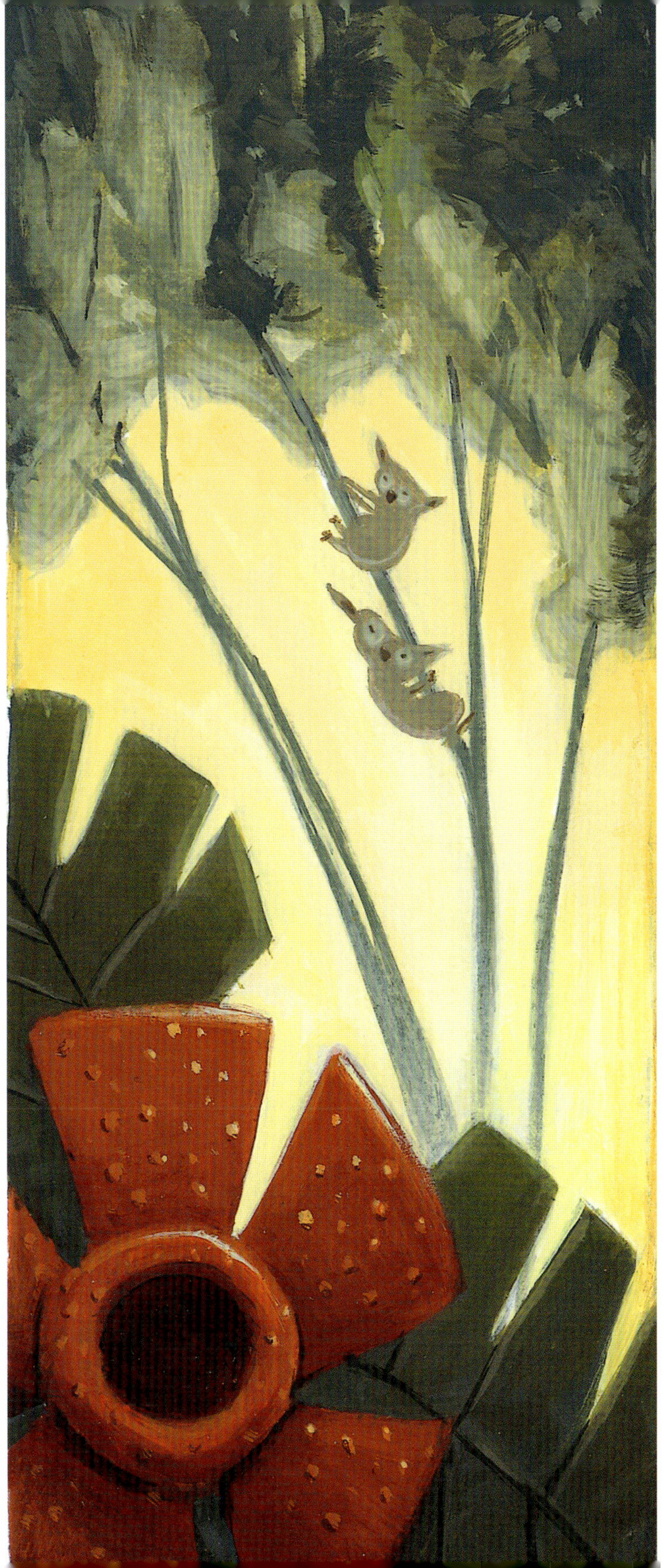

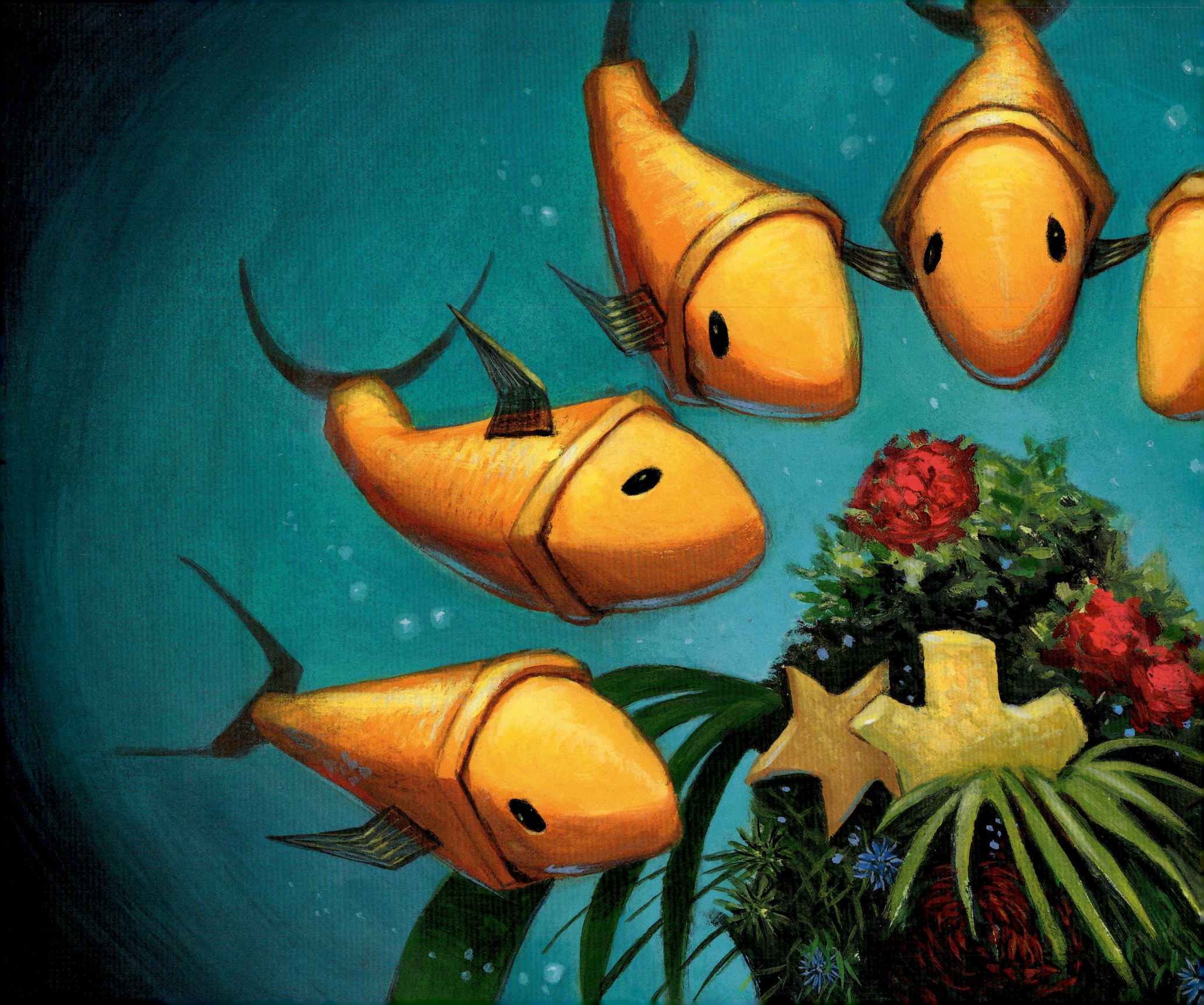

Meere

Über Millionen Jahre hinweg waren
unsere Meere voller Leben. Doch der Fisch-
fang hat schon viel zerstört. Fischer fangen
und verkaufen immer noch alles,
was übrig geblieben ist – selbst wenn das
gegen Gesetze verstößt.

Es ist schwer vorstellbar, dass man der
Umwelt schadet, wenn man nur einen kleinen
Fisch isst. Aber damit dieser eine Fisch auf
unserem Teller landet, müssen Fischerboote
Netze durch das Meer ziehen, und diese Netze
zerstören kilometerweit den Meeresboden und
töten alles, was sich ihnen in den Weg stellt.

Wenn die Menschen nicht mehr fischen
würden, könnten sich die Meere mit der Zeit
erholen und wieder zu neuem Leben erwachen.
Wenn wir vegan leben, reicht unsere Liebe
bis tief auf den Meeresgrund.

Die Arktis

Wenn wir dafür sorgen, dass unser Planet sich nicht erwärmt und sauber bleibt, werden die Eisflächen im Meer nicht schmelzen und Wildtiere können überleben. Familien wird nicht ihre Heimat unter den Pfoten davonschmelzen.

Unsere Liebe reicht bis ans Ende der Welt.

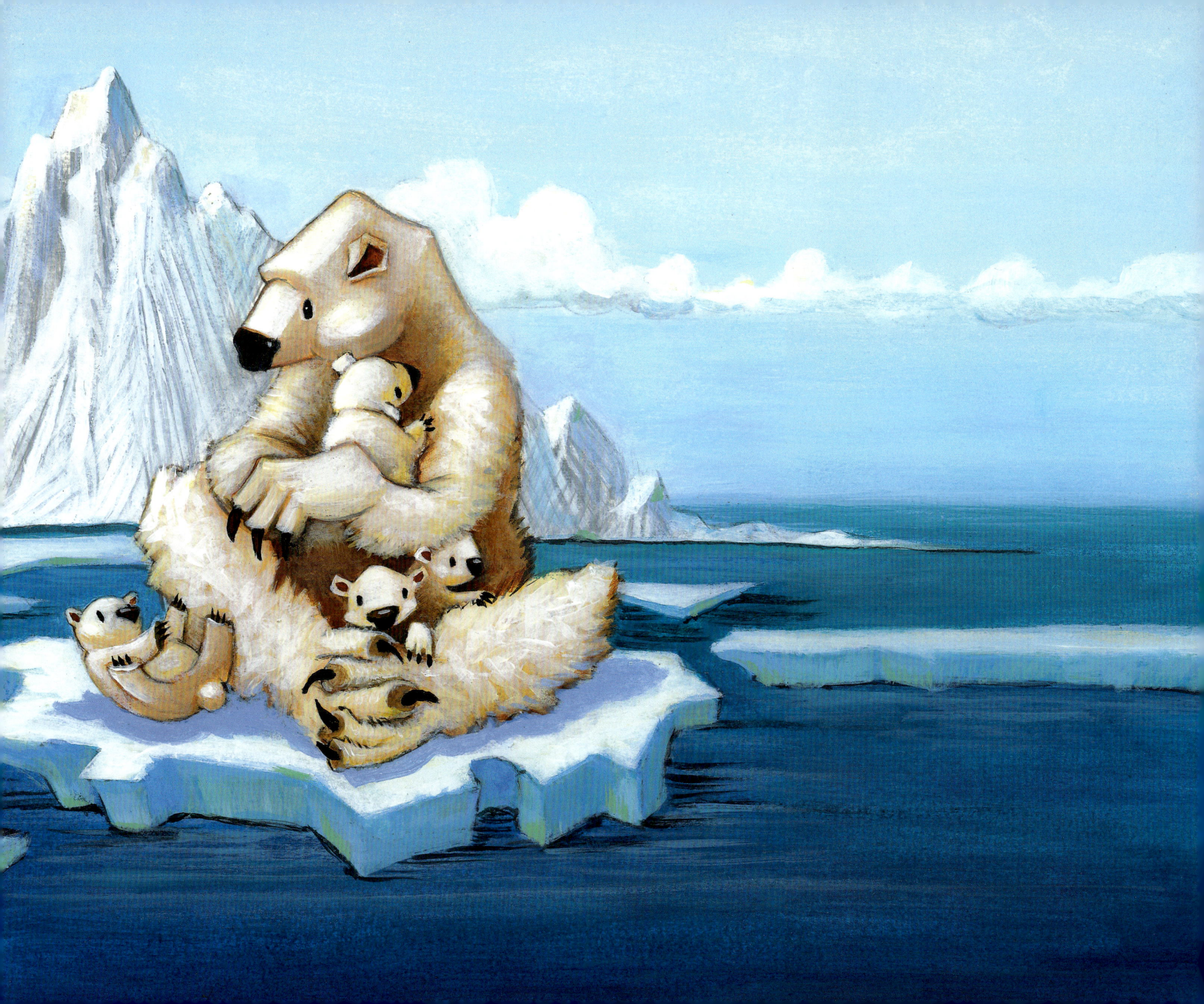

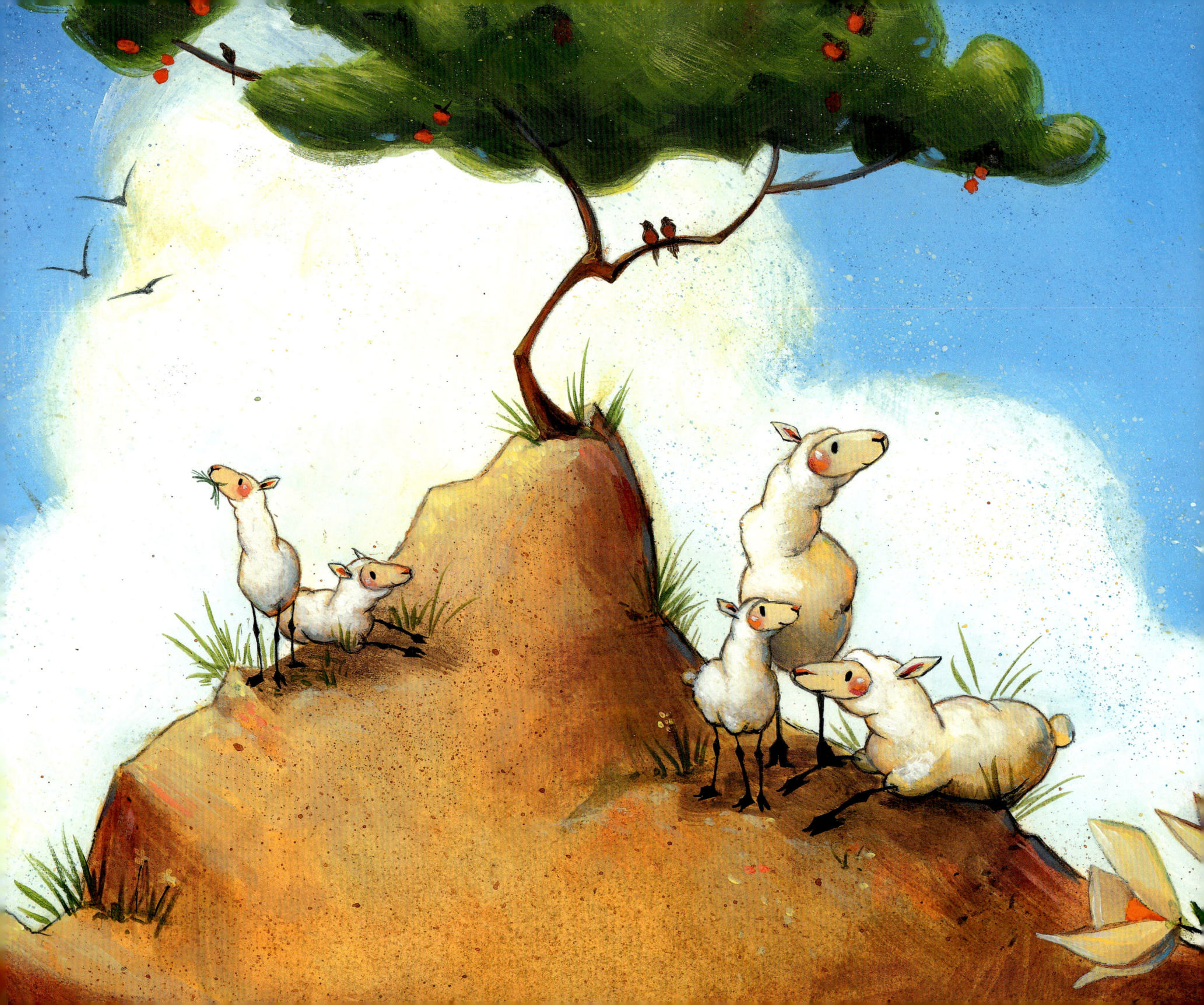

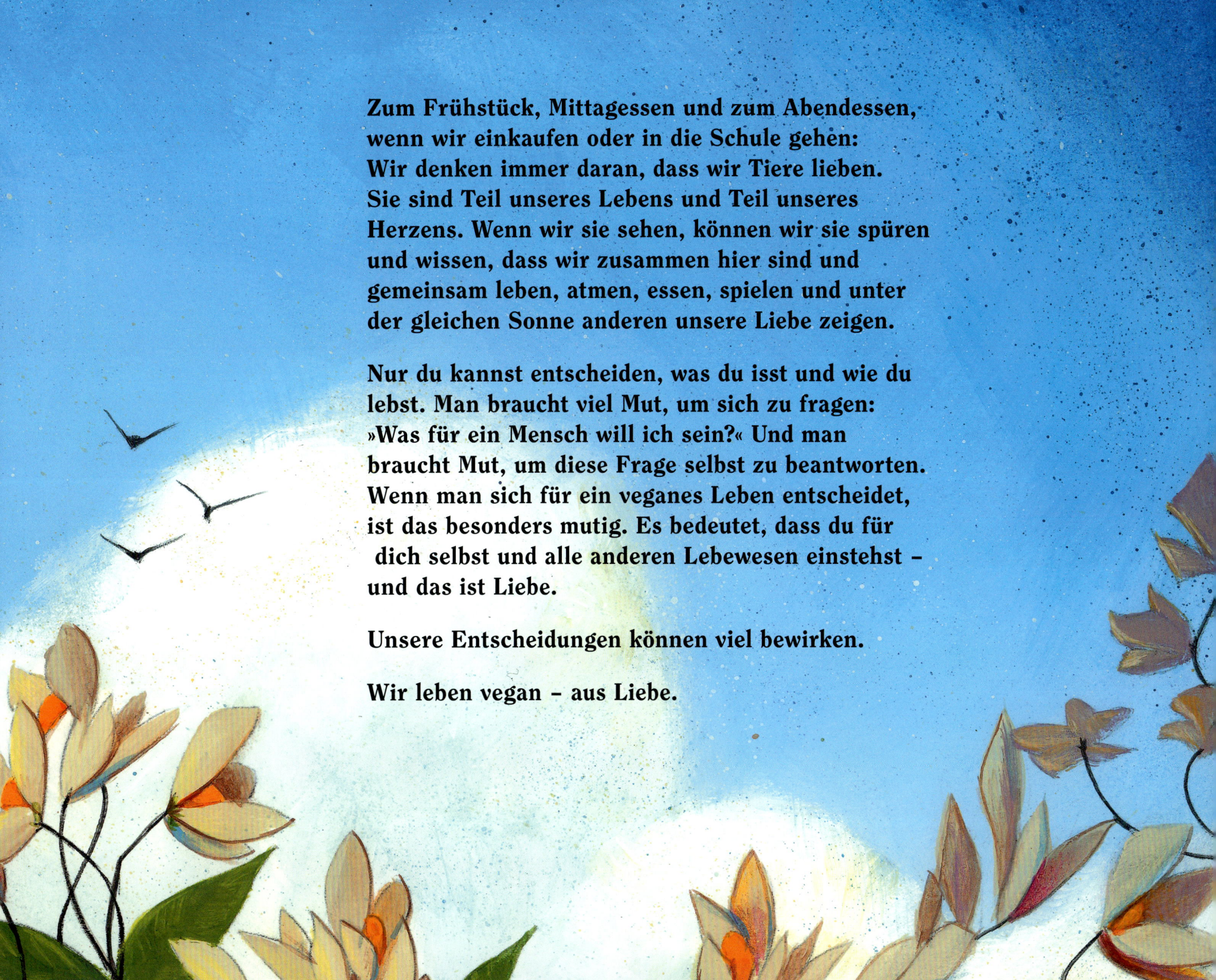

Zum Frühstück, Mittagessen und zum Abendessen, wenn wir einkaufen oder in die Schule gehen: Wir denken immer daran, dass wir Tiere lieben. Sie sind Teil unseres Lebens und Teil unseres Herzens. Wenn wir sie sehen, können wir sie spüren und wissen, dass wir zusammen hier sind und gemeinsam leben, atmen, essen, spielen und unter der gleichen Sonne anderen unsere Liebe zeigen.

Nur du kannst entscheiden, was du isst und wie du lebst. Man braucht viel Mut, um sich zu fragen: »Was für ein Mensch will ich sein?« Und man braucht Mut, um diese Frage selbst zu beantworten. Wenn man sich für ein veganes Leben entscheidet, ist das besonders mutig. Es bedeutet, dass du für dich selbst und alle anderen Lebewesen einstehst – und das ist Liebe.

Unsere Entscheidungen können viel bewirken.

Wir leben vegan – aus Liebe.

Was können wir sonst noch tun?

- Denk an die Tiere: Kaufe niemals ein Tier aus einem Zooladen oder vom Züchter. Gib stattdessen einem Tier aus dem Tierheim ein neues Zuhause, besuch eine Auffangstation für Wildtiere oder hilf im Tierheim aus.

- Werde aktiv: Schreib Briefe an Firmen und andere Verantwortliche und erkläre ihnen, wie sie den Tieren und der Umwelt helfen können.

- Beim Einkauf: Bitte die Geschäftsführer in deinem bevorzugten Supermarkt und Klamottenladen, mehr vegane Produkte zu verkaufen.

- Probier was aus: Entdecke vegane Rezepte (zum Kochen, aber auch, um Seifen und Cremes herzustellen) und gib sie an deine Familie, Freunde und Lehrer weiter.

- Zuhause: Gestalte einen tierfreundlichen Garten. Hänge einen Futterspender für Vögel auf und pflanze Blumen für die Bienen.

- Umweltschutz: Benutze Stofftaschen und Glasflaschen statt Plastikbehälter, um Tiere zu schützen und dafür zu sorgen, dass ihr Lebensraum sauber bleibt.

- Geschenke: Übernimm im Namen deines Freundes die Patenschaft für ein gerettetes Tier (man kann sogar die Patenschaft für einen Elefanten übernehmen!).

- In der Schule: Hilf dabei, deine Schule tierfreundlicher zu machen – im Klassenzimmer, in der Mensa, auf Ausflügen und durch Bücher wie dieses. Wenn du dir für ein Schulprojekt ein Thema aussuchen darfst, informiere dich über die Vorteile, die eine vegane Ernährung für unsere Gesundheit und die Umwelt bietet, und teile dein Wissen mit anderen.

- Spenden: Starte einen Spenden-Wettbewerb an deiner Schule. Die Klasse, die die meisten Spenden sammeln konnte, spendet das ganze Geld an ein Tierheim, eine Auffangstation oder eine Tierrechtsgruppe ihrer Wahl. (Achtung: Bevor ihr euch für eine Artenschutzorganisation entscheidet, stellt sicher, dass sie keine Jagden unterstützt – einige dieser Organisationen tun das!)

- Freizeit: Erfreue dich an Kunstdarbietungen, Konzerten und Theateraufführungen, in denen nur Menschen, keine Tiere auftreten.